# CÓMO CONSEGUIR A LA MUJER DE TUS SUEÑOS

La Guía Definitiva para Conseguir a la Chica que Siempre has Deseado

ELLIS AGUILAR

**© Copyright 2022 – Ellis Aguilar - Todos los derechos reservados.**

Este documento está orientado a proporcionar información exacta y confiable con respecto al tema tratado. La publicación se vende con la idea de que el editor no tiene la obligación de prestar servicios oficialmente autorizados o de otro modo calificados. Si es necesario un consejo legal o profesional, se debe consultar con un individuo practicado en la profesión.

- Tomado de una Declaración de Principios que fue aceptada y aprobada por unanimidad por un Comité del Colegio de Abogados de Estados Unidos y un Comité de Editores y Asociaciones.

De ninguna manera es legal reproducir, duplicar o transmitir cualquier parte de este documento en forma electrónica o impresa.

La grabación de esta publicación está estrictamente prohibida y no se permite el almacenamiento de este documento a menos que cuente con el permiso por escrito del editor. Todos los derechos reservados.

La información provista en este documento es considerada veraz y coherente, en el sentido de que cualquier responsabilidad, en términos de falta de atención o de otro tipo, por el uso o abuso de cualquier política, proceso o dirección contenida en el mismo, es responsabilidad absoluta y exclusiva del lector receptor. Bajo ninguna circunstancia se responsabilizará legalmente al editor por cualquier reparación, daño o pérdida monetaria como consecuencia de la información contenida en este documento, ya sea directa o indirectamente.

Los autores respectivos poseen todos los derechos de autor que no pertenecen al editor.

La información contenida en este documento se ofrece únicamente con fines informativos, y es universal como tal. La presentación de la información se realiza sin contrato y sin ningún tipo de garantía endosada.

El uso de marcas comerciales en este documento carece de consentimiento, y la publicación de la marca comercial no tiene ni el permiso ni el respaldo del propietario de la misma.

Todas las marcas comerciales dentro de este libro se usan solo para fines de aclaración y pertenecen a sus propietarios, quienes no están relacionados con este documento.

# Índice

Introducción - Capacidad máxima — vii

1. Desvelando el misterio de las mujeres — 1
2. ¿Qué es la química? ¿Puedo conseguir más? — 11
3. La claridad es el poder — 15
4. Convertirse en irresistible (su arsenal de atracción) — 33
5. Los mejores lugares para conocer chicas hermosas — 67
6. Leer las señales — 77
7. Los 4 cruciales (cuatro pasos para acercarse) — 83
8. Seguimiento y obtención de la cita — 123
9. Citas y creación de confianza — 129
10. Leal y comprometido — 139
11. Juntándolo todo — 153

Conclusiones — 157

## Introducción - Capacidad máxima

Me imagino que estás ansioso por empezar, pero antes de que te sumerjas prematuramente, me gustaría darte alguna información de fondo necesaria y una sacudida de motivación para que realmente llegues al final. En primer lugar, si usted no está familiarizado con mis libros o entrenamientos que usted puede preguntarse.

¿Quién diablos soy yo y cómo estoy calificado para enseñar estas cosas?

Soy un entrenador de relaciones, empresario, músico, adicto a la adrenalina y aventurero de océanos y montañas. Desde que era un niño, he sentido una increíble curiosidad por saber por qué la gente actúa como lo hace, cuestionando, estudiando y buscando constantemente respuestas a los enigmas más desconcertantes de la vida.

Por supuesto, las mujeres son uno de esos grandes enigmas y, al igual que la mayoría de los hombres, he pasado por muchos momentos en blanco, corazones rotos y rechazos a lo largo de mi viaje para encontrar a la persona adecuada.

En mis 20 y 30 años, me encontré como el tipo que normalmente habría conseguido la chica que siempre quiso, pero la perdió por algún tipo menos cualificado, lo que me impulsó ferozmente a resolver el enigma de las mujeres. Lo primero que comprendí en mi viaje fue lo siguiente: No todas las mujeres serán tu tipo, ¡no importa lo calificada que estés! Personalmente, luché dentro y fuera de las relaciones durante 15 años y terminé en algunas realmente dolorosas que me quitaron varios años de mi vida.

Afortunadamente, este dolor, como todo dolor, contenía una oportunidad, que me llevó a certificarme como coach de relaciones en la Academia de Liderazgo Christopher Howard y a estudiar con muchos de los mejores expertos en relaciones del mundo.

Mis retos en las relaciones también me empujaron a estudiar a muchos de los llamados "gurús de la PUA" (Pick-Up Artists o artistas del ligue) que afirman que pueden ligar con cualquier chica y tener sexo con ella en una noche.

Curiosamente, lo que descubrí fue que muchas de estas cosas de la PUA son sólo cursiladas y recicladas y harán que te rechacen en un santiamén. Al mismo tiempo, tengo que admitir que algunas cosas funcionan increíblemente bien. Por lo tanto, voy a ayudarte a filtrar lo bueno, lo malo y lo feo, y al final del libro, sabrás lo que realmente funciona y lo que no.

**La situación del hombre**

Aunque mi situación particular puede ser diferente a la tuya, como hombres, todos compartimos la misma situación. En primer lugar, debemos entender a las mujeres para atraerlas. En segundo lugar, debemos satisfacerlas para mantenerlas comprometidas. Y tercero, debemos aprender a convertirnos en un miembro del equipo y ganar en el juego de las relaciones. Si bien su objetivo puede ser encontrar una gran novia, las herramientas y estrategias de este libro funcionan para crear un objetivo mucho mayor, a saber, la maximización de su capacidad.

Una vez escuché la siguiente cita de un mentor mío: "Tu objetivo en la vida es maximizar tu capacidad". Pero, ¿qué es "maximizar la capacidad" y por qué es importante? La capacidad, según el diccionario Webster, se define de la siguiente manera: "Tu habilidad o poder para hacer, experimentar o entender algo".

Esto no sólo incluye atraer y encontrar a la chica de tus sueños, sino también ganar dinero, resolver problemas y llegar a ser sano, fuerte, agradable e inmensamente seguro de sí mismo.

Pero, ¿por qué maximizar la capacidad, que suena como un montón de trabajo? Esto nos lleva de nuevo a la razón por la que probablemente hayas comprado este libro, porque ampliar tu capacidad atraerá a las mujeres... ¡en manadas!

No sólo eso, sino que maximizar tu capacidad se siente jodidamente increíble. Es como salir de una prisión de la que has estado intentando salir toda tu vida; serás libre de hacer lo que quieras porque el miedo no te retiene. Los problemas y las barreras se vuelven inexistentes porque tu capacidad ahora supera el tamaño de los problemas.

Cuando llegues a este punto, acercarte a una chica guapa y presentarte será como acercarte a una cajera en un supermercado, ni siquiera te lo pensarás dos veces.

Aunque no todos podemos convertirnos en el Michael Jordan del baloncesto o en el Steve Jobs de los ordenadores, la buena noticia es que todos tenemos el potencial de aumentar esta capacidad en varias áreas de la vida. Sólo hay que tener en cuenta que no ocurre de la noche a la mañana y que requiere que aprendamos nuevas distinciones y superemos algunas limitaciones personales.

**El cementerio de los sueños rotos**

Admitámoslo, limitarse a rodar con el statu quo, haciendo sólo lo que se espera de ti, nunca te llevará a tus límites. Como resultado desafortunado de esta trampa común, la mayoría de las personas se sienten cómodas, se las arreglan, pero no viven realmente vidas emocionantes, rompiendo las limitaciones y viendo de qué están hechas realmente. Nunca acaban con la chica que realmente querían o van de vacaciones como soñaban y suelen tener muchos remordimientos al final de la vida, por no hablar de una enfermedad que amenaza la vida. Me gusta llamar a este lugar "El cementerio de los sueños rotos".

Por desgracia, hay que pagar un precio enorme por no maximizar tu capacidad, como documenta la ex enfermera de cuidados paliativos Bronnie Ware en su libro "The Top Five Regrets of the Dying".

¿Puedes adivinar cuál es el arrepentimiento número 1 al final de la vida? "El arrepentimiento nº 1 al final de la vida es no haber tenido el valor de vivir una vida fiel a uno mismo, sino hacer lo que se esperaba". En otras palabras, al renunciar a tus sueños y hacer lo que todo el mundo espera que hagas, al final de tu vida, lo más probable es que sientas un montón de remordimientos y depresión.

Afortunadamente, este libro le mostrará formas sencillas de salir de su zona de confort y ampliar no sólo sus oportunidades con las mujeres, sino también sus oportunidades en la vida.

**Cómo utilizar este libro**

Para aprovechar al máximo este libro, asegúrese de leerlo de principio a fin y trate de no saltarse la primera lectura. Los primeros 3 capítulos tratan sobre cómo entender a las chicas, tener claro lo que quieres y cómo atraerlas. Estos tres capítulos se aplicarán a todos los demás, así que asegúrate de tenerlos claros antes de pasar a los capítulos 4 - 12.

**Apagar las distracciones**

Ahora, espero que toda esta charla sobre miles de chicas, la expansión de la vida y las cosas de superhéroes te haya entusiasmado y estés lista para leer cada palabra de este libro. Así que adelante, apaga todas las distracciones y abróchate el cinturón. El simple acto de concentrarte en una cosa y apagar tu teléfono te dará la primera gran ventaja que necesitarás si quieres romper con tus propias limitaciones, maximizar tu capacidad y atraer no sólo a muchas chicas hermosas sino, lo que es más importante, a la chica que has estado buscando toda tu vida. ¡Vamos a sumergirnos!

1

## Desvelando el misterio de las mujeres

En el transcurso de tus aventuras de citas, es probable que hayas experimentado al menos uno, si no cientos, de comportamientos desconcertantes, si no completamente irracionales, por parte de las mujeres. Estos comportamientos pueden haberte dejado frustrado, solo, rechazado y anhelando algo de comprensión; así que una de las primeras cosas que haremos es disipar parte de este desconcierto con algunas verdades básicas y no tan básicas. Desde un punto de vista psicológico y biológico, las mujeres son muy diferentes a los hombres. Aunque ambos pertenecemos a la misma especie humana, a veces las chicas pueden comportarse de forma tan diferente que es como si asumieran que son de otro planeta. Tal vez incluso hayas leído el libro que destacaba esta anomalía "Los hombres son de Marte y las mujeres de Venus".

Aunque no todo es cierto o fáctico, el libro expone algunos puntos importantes sobre la disparidad entre hombres y mujeres. En efecto, hay algunas diferencias biológicas obvias en hombres y mujeres, como nuestros rasgos sexuales y órganos reproductores, pero las no tan obvias son los elementos que no se ven, como la oxitocina, una sustancia química producida en nuestros cuerpos. Esto es significativo, ya que la oxitocina es mucho más pronunciada en las mujeres, especialmente después de dar a luz, lo que hace que quieran a un bebé, aunque éste parezca una rata de gran tamaño. También hace que las chicas quieran permanecer cerca y acurrucarse después del sexo, mientras que los hombres podrían dormirse en el momento posterior al orgasmo o abandonar por completo a una mujer y a su cría.

**¿Están todas las chicas locas?**

. . .

Algunas de las cosas que hacen las chicas pueden parecer totalmente ilógicas para un hombre, pero sólo unas pocas están realmente locas. No hay forma de evitar este hecho, así que primero date cuenta de que algunas de las estrategias de este libro pueden parecer contraintuitivas pero... ¡FUNCIONAN! Por otro lado, ten en cuenta a los locos. Estos son los que te acechan, leen tu correo electrónico, son súper celosos, exigen todo tu tiempo y tienen cambios de humor extremos, de muy felices a muy tristes.

Aunque los humanos queremos tratar a todo el mundo por igual y mostrar compasión, si te encuentras con una chica que se ajusta a esta descripción, puede que, de hecho, estés tratando con alguien que sufre una gran inestabilidad mental y necesita desesperadamente terapia o medicación. Créeme, he pasado por eso y si no pones el límite y exiges un cambio, te arrastrarán literalmente a un infierno.

**Los hombres quieren sexo; las mujeres, amor, romance y seguridad**

Una de las diferencias más llamativas entre hombres y mujeres es lo que les atrae. Según mi experiencia personal y las encuestas a mujeres, dependiendo de la edad, las tres cosas principales que la mayoría de las mujeres quieren son amor, romance y seguridad. Según la Dra. Helen Fisher, de la Universidad de Rutgers, a los hombres les atraen las mujeres que poseen "juventud y belleza" y que serían buenas compañeras sexuales, mientras que las mujeres buscan seguridad en forma de "dinero, estatus y ambición" para que ellas y su descendencia puedan ser atendidas.

El único problema aquí es que la seguridad o el dinero, en particular, es un arma de doble filo.

Sí, tener dinero le ayudará a sentir que puedes aportar seguridad a su vida, pero al principio de una relación, es importante NO comprar todo y cortejarla con dinero. Esto comunica: "Lo siento, esto es todo lo que puedo ofrecer" y te convierte en un simple proveedor. Afortunadamente, la buena noticia es que la seguridad y el dinero sólo proporcionan una "sensación", que puedes crear mediante otros factores de atracción.

**Utiliza tu mejor cebo**

. . .

Mi analogía favorita para atraer a las mujeres es la del pescador. Para pescar el mejor pez, el pescador dedica tiempo y esfuerzo a averiguar cuál es el cebo más irresistible. Por ejemplo, cuando pesca en el río utilizará un cebo diferente al que utiliza cuando pesca en alta mar. Del mismo modo, tendrá que pensar en diferentes cebos para diferentes situaciones. Así que recuerda que, para engancharla al principio, deberás confiar más en tu personalidad como cebo que en tu cartera.

Según Roland Warren, de la Iniciativa Nacional de Paternidad, los buenos padres hacen tres cosas: 1) Proveer 2) Nutrir 3) Guiar El problema es que la mayoría de los hombres malinterpretan que "proveer" es estrictamente proveer regalos y apoyo monetario cuando en realidad lo que es más importante es su "presencia" o simplemente estar ahí. Este concepto de proveedor no sólo es importante en la crianza de los hijos, sino también en las citas, ya que pronto descubrirás que proporcionar es lo opuesto al amante y que, en lugar de crear atracción, te pondrá rápidamente en la zona de "amigos" de una mujer.

· · ·

## La atracción no siempre conduce a la compatibilidad

Si no mides más de 1,80 metros, estás bronceado, eres musculoso y posees una mandíbula perfectamente esculpida, no te preocupes. Aunque hay excepciones, la mayoría de las mujeres no son como la mayoría de los hombres, cuyo principal calificativo es la apariencia. Las mujeres están más interesadas en cómo las haces sentir.

## Las mujeres están más interesadas en cómo las haces sentir

Dicho esto, puedo decirte de primera mano que las chicas se sienten atraídas por los "altos, morenos y guapos", así que aquí tienes un gran consejo que nunca recibirás de un gurú de las citas que nunca tuvo ninguna cita al crecer.

Como chico de aspecto decente y con muchas cosas a mi favor, las mujeres me han mirado toda mi vida, pero el hecho de ser guapo NUNCA atrajo a mi pareja ideal. Del mismo modo, ser "famoso" o "rico" son otros dos atractivos instantáneos para la mayoría de las chicas, pero de nuevo casi NUNCA conducen a una pareja ideal. Piensa en todas las rupturas de famosos, como la de Brad Pitt y Jennifer Aniston, Brad Pitt y Angelina Jolie, Tom Cruise y Katie Holmes, Heidi Klum y Seal, Arnold Schwarzenegger y Maria Shriver, Tiger Woods y Elin Nordegren. ¿Hace falta que siga? Si estas personas fueran tan felices y atractivas, ¿por qué pasan por una ruptura tras otra y experimentan tanto dolor? "Ahora que lo pienso, mis tres últimas relaciones empezaron con una intensa atracción, mucho sexo, pero en 6 meses se acabaron y terminaron mal". - Beth Entonces, ¿por qué ser guapo, rico o famoso no garantiza el éxito de una relación? Aunque todos ellos generan una atracción inmensa e instantánea, la atracción por sí misma es un pobre indicador de compatibilidad.

**La "atracción" es un mal indicador de la compatibilidad.**

El problema está relacionado con la incompatibilidad de valores y creencias.

. . .

Ser famoso, guapo o rico siempre será anulado y negado si tienes dos sistemas de creencias totalmente diferentes. Recuerda que las chicas están más interesadas en cómo las haces sentir. Lo que es más importante entender aquí es que el "FEELING" de guapo y famoso puede ser duplicado por otros medios (más sobre esto en breve).

**Practica lo que no puedes hacer**

Algo que escuché hace mucho tiempo del millonario magnate de los productos de salón Paul Mitchell realmente resonó conmigo. Decía algo así: "Trabaja duro en las cosas que la mayoría de la gente no quiere hacer y conseguirás lo que quieras". Esto es lo que maximiza la capacidad y separa a Tiger Woods de todos los demás golfistas profesionales, a Michael Jordan de todos los demás jugadores de baloncesto y lo que te convertirá en un maestro a la hora de atraer, interactuar y encontrar esa pareja ideal.

En otras palabras, cuando se trata de chicas, ¿en qué eres malo y lo evitas porque es DEMASIADO difícil?

Probablemente acercarse a las chicas, o hablar con ellas, me imagino.

Pues bien, si quieres ampliar tu capacidad para no pensarlo dos veces a la hora de acercarte o hablar con una mujer, tendrás que comprometerte contigo mismo a aplicar realmente estas estrategias que enseño, ya que sólo te ayudarán si pasas a la acción y te vuelves bueno en ellas. Algunas de ellas son sencillas y cambiarán la reacción que obtienes de las mujeres de la noche a la mañana y otras pueden requerir un año entero de práctica. Independientemente del tiempo que le lleve mejorar, comprométase a que, de ahora en adelante, no dejará de practicar hasta que obtenga el resultado que desea: su pareja ideal.

## 2

### ¿Qué es la química? ¿Puedo conseguir más?

Sabemos que las chicas son diferentes a los hombres y que es importante tener en cuenta estas cosas durante todas las fases de una relación, pero ¿qué pasa con la química?

¿Hay que tenerla para sentirse atraído y se puede crear si no la tienes con alguien? Todos hemos escuchado la frase: "Simplemente no tenemos química", a la que se hace referencia bastante entre la élite de las citas, así que echemos un vistazo a la definición de Wikipedia que, para mí, es la más precisa: "La química puede describirse como una combinación de amor, lujuria, encaprichamiento y el deseo de involucrarse íntimamente con alguien. Contiene los componentes de no juzgar, similitud, misterio, atracción, confianza mutua y comunicación sin esfuerzo".

Los signos de la química se manifiestan en forma de aceleración de los latidos del corazón, falta de aliento y sensaciones de excitación que suelen ser similares a las asociadas al peligro. Otros síntomas son el aumento de la presión arterial y del ritmo cardíaco, el enrojecimiento de la piel, la cara y las orejas y una sensación de debilidad en las rodillas. También se puede sentir una sensación de obsesión por la otra persona, anhelando el día de su regreso o sonriendo incontroladamente cada vez que se piensa en ella.

## No te dejes absorber ni hipnotizar

Lo que es importante entender es lo que crea todas estas emociones incontrolables, para que no te dejes absorber e hipnotizar en una relación de la que te arrepentirás más tarde. O peor aún, actuar como un niño necesitado y dejar que te pisotee. Esencialmente, si tienes química con alguien, durante los años 1 a 3 de vuestra relación (dependiendo de las personas y las circunstancias) se crea una explosión virtual de neuroquímicos similares a la adrenalina. Por ejemplo, la PEA o feniletilamina es una sustancia química que acelera el flujo de información entre las células nerviosas y fluye en abundancia durante esta época. También participan en la química la dopamina y la norepinefrina, que son los primos químicos de las anfetaminas... ¡Sí, la velocidad!

Según la Dra. Helen Fisher, "la dopamina produce sensaciones de euforia, energía, insomnio y atención centrada en tu amado. Biológicamente hablando, estás experimentando algo similar a "un subidón de cocaína".

Estas tres sustancias químicas se combinan para darnos el enamoramiento o la "química". Esta es la materia responsable de la euforia de los nuevos amantes, que nos permite estar despiertos toda la noche hablando, tener sexo 3 veces al día y sentir que caminamos en el aire.

Básicamente, es una droga a la que podemos volvernos adictos con facilidad y la razón por la que hay adictos al amor que saltan de una relación a otra una vez que los químicos desaparecen.

### ¿Hay que tener química?

La química es importante, ya que crea esa chispa inicial y sólo se produce cuando dos personas comparten los mismos sentimientos que hemos mencionado en nuestra descripción. Si no tienes estos sentimientos, no habrá ninguna chispa o chorro de sustancias químicas que te hagan sentir bien para mantener la atracción más allá de la fase de las citas o incluso en la fase de las mismas.

### ¿Puedes crear química?

Si miras la descripción de la química y te preguntas: Puedo crear misterio, similitud, atracción, confianza y comunicación sin esfuerzo, entonces, por supuesto, la respuesta es "SÍ". Hablaremos mucho de esto más adelante, en el capítulo 4, así que sigue leyendo.

3

## La claridad es el poder

Vale, la química es absolutamente importante y podemos construir nuestra química hasta cierto punto, pero ¿adivina qué? Si no tienes claros tus valores antes de hacerte adicto a los químicos del enamoramiento, podrías terminar persiguiendo una ilusión de felicidad.

Esta ilusión suele manifestarse de una o varias de las tres formas siguientes:

1) Si tengo sexo con tantas mujeres como sea posible, algún día llenaré el vacío de la infelicidad como todos los gurús de la PUA que hay por ahí. En realidad, el problema aquí es que no ven detrás de las escenas

cuando estos tipos PUA van a casa y sufren de depresión, insomnio y otras enfermedades.

Al igual que todos los demás adictos, los chicos PUA no tienen control sobre sus debilidades. Son adictos al sexo, buscando eternamente esa próxima dosis que lo arreglará todo pero... nunca llega.

2) Sólo necesito estar en una relación, para no tener que estar solo y poder ser aceptado. Así que mientras nos gustemos el uno al otro funcionará. El problema aquí es que muchas personas eligen a la pareja equivocada por desesperación. Si no hay una conexión genuina, la relación acaba por estropearse. Por si no lo sabes, las estadísticas nacionales de divorcio superan el 50%. La mayoría de las personas acaban divorciándose porque nunca tuvieron claro lo que querían de su pareja. ¿Recuerdas el "amor, el no juzgar y la confianza mutua" de nuestra definición de química? Si los das sin conocer realmente a esa persona, lo más probable es que te quedes en la relación hasta que recibas un dolor insoportable, momento en el que o bien te largarás o aguantarás el dolor, pero te resentirás más y más con el paso del tiempo. Muchos hombres han caído en la trampa de estar con la mujer equivocada.

. . .

Hipnotizados por la "necesidad" de amor y sexo nos encontramos impotentes ante las emociones creadas por nuestra química.

Nos lanzamos a cualquier relación que podamos, que la mayoría de las veces termina siendo una relación de celda donde estamos virtualmente atados a una bola y una cadena. Créanme, digo "estamos" porque he estado encadenado varias veces.

3) Si estoy en una relación sentiré dolor, eventualmente me dejarán o me quitarán el tiempo o me harán cambiar, así que para qué intentarlo. Tristemente, la peor situación de todas es que simplemente termines solo porque tienes falsas creencias, que muy probablemente vinieron de relaciones anteriores que crearon mucho dolor. En cualquier caso, todos necesitamos amor y conexión y sin ellos, nos volveremos locos. Sólo tienes que buscar en Google, el aislamiento durante períodos prolongados te volverá literalmente loco (¿recuerdas a Tom Hanks en la película "Cast Away"?).

**Los tres cerebros**

. . .

Para entender la importancia de aclararse antes de que las sustancias químicas del enamoramiento se apoderen de uno, es importante hablar de la evolución del cerebro humano. El cerebro consta de tres partes que han evolucionado con el tiempo.

La primera es el cerebro reptiliano o del hombre de las cavernas, que se cree que se desarrolló hace unos 50.000 años. Es la parte más antigua de nuestro cerebro actual y controla funciones vitales como el cerebro autónomo, la respiración, el ritmo cardíaco y el mecanismo de lucha o huida.

Al carecer de lenguaje, sus impulsos son instintivos y rituales, relacionados con necesidades fundamentales como la supervivencia, el mantenimiento físico, el acaparamiento, la dominación y el apareamiento. También se encuentra en formas de vida inferiores como los lagartos, los cocodrilos y los pájaros y, como tal, podría marcarse como la parte más anticuada de nuestro cerebro. Como resultado de los deseos de nivel inferior y los comportamientos instintivos del cerebro de lagarto, hace que las personas actúen de forma irracional y tomen malas decisiones de forma inconsciente.

Por ejemplo: la codicia y la perspectiva de ganar poder pueden llevar a comprar esquemas para hacerse rico rápidamente. La territorialidad y la perspectiva de perder el espacio que conduce puede llevar a la furia en la carretera. + La necesidad de sexo y reproducción puede llevar a tasas epidémicas de hogares sin padre y a que los niños nazcan fuera del matrimonio (actualmente el 43% de los niños estadounidenses viven sin su padre).

El cerebro reptiliano también está sujeto a la ley de los rendimientos decrecientes, por lo que esencialmente, con el tiempo, nuestros cerebros se acostumbran a un estímulo como la pornografía o la literatura erótica (Piensa en "Cinco Sombras de Grey"). A medida que nos sobreexponemos a un determinado estímulo, nos desensibilizamos y nos vemos obligados a buscar una estimulación cada vez más fuerte para recibir una respuesta placentera similar. Esto es muy similar a los adictos al crack o a la cocaína que necesitan más y más sustancia para obtener el mismo efecto, lo que conduce a un círculo vicioso y destructivo sin fin.

· · ·

## Automatización de la atracción reptiliana

Aunque el cerebro reptiliano puede enviarnos por el camino equivocado tomando decisiones potencialmente malas y arruinando nuestras vidas, también es un arma poderosa en tu arsenal de atracción. He aquí la razón: Dado que el cerebro reptiliano es subconsciente (en piloto automático) y su función principal es asegurarse de que sigas vivo y difundas tus genes, lleva a cabo automáticamente una serie de respuestas de comportamiento cuando se le presentan desencadenantes externos. Si conocemos esos desencadenantes estamos como Flynn.

Y... no requiere palabras; así que puedes desencadenar la atracción simplemente utilizando el lenguaje corporal adecuado y cambiando tu química interna. ¿Suena demasiado bueno para ser verdad?

Veamos un ejemplo. El personaje de James Bond desprende confianza y testosterona (desencadenante) y las mujeres responden con sexo (respuesta de comportamiento). Esto es algo poderoso cuando se utiliza correctamente y hablaremos en detalle sobre los beneficios del cerebro reptiliano y cómo podemos utilizarlo para desencadenar el sexo y la atracción más adelante. Por ahora, es importante entender. que cuando te enamoras, la mayoría de las veces, pasarás por alto los defectos de tu pareja al verlos de una manera predominantemente emocional controlada por tu cerebro reptiliano. Pero aquí está el problema.

En el cerebro reptiliano no hay un pensamiento de nivel superior que exija la compatibilidad para una relación sostenible. Si tuviera una voz podría decir algo como: "Oye, si tú eres un fiestero y yo un alcohólico en recuperación que trata de mantenerse alejado de las fiestas, nos llevaremos muy bien".

Como este periodo de enamoramiento o "In Love" suele durar entre 1 y 3 años, cuando termina, entra en acción el pensamiento racional de nivel superior del neocórtex. Si no has aclarado tus valores, creencias y objetivos para este momento, lo más probable es que acabe miserable, solo o rechazado, ¡más o menos garantizado!

· · ·

Este es el problema de seguir a la mayoría de los gurús de las citas y de los artistas del ligue y de utilizar sus "sistemas" para conseguir una mujer o una novia. Ellos no hablan de tener claros y alineados tus valores, creencias y objetivos antes de caer en la hipnosis de la atracción.

Entonces, ¿cómo crees que se desarrollan las relaciones de estos tipos en el camino? ¿Crees que es posible confiar en el sexo y la manipulación para superar el reto de los tres años? ¿Puede su sistema ayudarte a llegar a tu 50 aniversario? Por supuesto que no. Por eso, la mayoría de los artistas del ligue siguen solteros, deprimidos y profundamente insatisfechos, constantemente al acecho de su próxima fijación.

## El nuevo cerebro

Para evitar la trampa de enamorarse y que acabe en miseria, rechazo o ruptura, es absolutamente crucial que utilicemos nuestro neocórtex para tener claros nuestros valores, creencias y objetivos de mayor nivel e importancia. Esta parte de tu cerebro no sólo te ayudará a "sobrevivir" y reproducirte como el Cerebro Reptiliano, sino que te ayudará a "prosperar" dándote el poder de aprovechar las habilidades ilimitadas y manifestar una abundancia de salud, riqueza, felicidad y relaciones amorosas en tu vida. Esta es la sección consciente evolucionada de nuestro cerebro, que está más en línea con la fuente, con nuestro ser superior, nuestro verdadero potencial ilimitado. Genera la creación, la manifestación, la imaginación, la conciencia, el desarrollo, el pensamiento lógico, la objetividad, la empatía y, lo más importante, la conciencia.

El neocórtex alberga la capacidad intelectual del pensamiento racional complejo, que nos ha hecho teóricamente más inteligentes que el resto del reino animal y es la clave para convertirnos en una persona más evolucionada, más plena y más feliz. Por ejemplo, digamos que le has echado el ojo a una chica, pero en lugar de lanzarte a bucear entre sus piernas en la primera semana y echar por tierra tus posibilidades de una relación a largo plazo, pones en jaque a tu cerebro reptiliano y utilizas el neocórtex para retenerla y hacer que la desee aún más creando tensión.

. . .

Ahora ella te desea tanto que salta sobre tus huesos y te ruega por sexo. Hablaremos más sobre la tensión y cómo puedes usarla en breve, por ahora, es importante entender cómo el hecho de tenerlo claro antes de tiempo puede ahorrarte años de dolor.

## Usar los tres cerebros

Bien, espero que a estas alturas hayas empezado a entender la importancia de aclararse y cómo el cerebro trabaja a tu favor o en contra. Tanto si tienes 20 años y sólo quieres divertirte como si tienes 30, 40 o más y quieres casarte, este primer paso para encontrar a tu pareja figura como el número uno porque es el más importante. Si no lo haces bien, no importa a quién conozcas, lo mucho que te atraiga o lo mucho que te atraiga a ti, al final habrá dolor y lo más probable es que se produzca una ruptura. En este primer paso, te prepararemos para el éxito aclarando qué es lo que realmente quieres, qué estás dispuesto a hacer para conseguirlo y cómo aplicar esto a tu plan de marketing general. Recuerde, según los principales expertos en éxito y coaching como Anthony Robbins, T Harv Eker y Christopher Howard: "La razón por la que la gente no consigue lo que quiere es porque no sabe lo que quiere".

La importancia de tenerlo claro no puede ser subestimada y funciona de la mano de nuestro dispositivo interno de búsqueda llamado "sistema de activación reticular" o SRA, que es un conjunto real de núcleos conectados en tu cerebro. El RAS trabaja en conjunto con la ley de la atracción donde atraes lo que piensas pero no es un secreto, es una porción real de tu cerebro que ha sido estudiada extensamente. Por ejemplo, ¿alguna vez has comprado algo como un coche o una chaqueta y has pensado que era súper original, y luego has empezado a verlo por todas partes? Esto es el SRA en acción. Busca automáticamente cualquier cosa en la que te concentres y te llame la atención. No es que el coche o la chaqueta no estuvieran delante de ti antes, es que ahora has activado tu SRA y lo estás buscando activamente.

Pero tu SRA no sólo funciona para atraer tu atención hacia las chaquetas y los coches. También funciona para llamar la atención de la chica de tus sueños y, en algunos casos, de tu peor pesadilla. Por ejemplo, digamos que Jeremy se siente muy atraído por una chica de pelo rubio que mide alrededor de 1,70 metros y parece estar en forma. Como tal, encuentra su RAS constantemente buscando estas chicas y atrayendo el mismo tipo una y otra vez, pero al final, nunca funciona. Este es un escenario común. Jeremy tiene claro que quiere una chica de pelo rubio y en forma de 1,70 metros. Entonces, ¿por qué estas chicas nunca funcionan?

En realidad, Jeremy siempre tuvo al menos un conflicto de valores importante en cada una de sus relaciones anteriores con chicas rubias que medían alrededor de 1,70 metros.

Esta es la lista de conflictos: A él le encantaba estar al aire libre y hacer surf, pero a ella le gustaba estar dentro de casa y leer libros A él le encantaba la carne de vacuno, el cordero y el pollo, pero ella era vegetariana Él nunca bebía alcohol y a ella le encantaba emborracharse tres noches a la semana Él era un judío estricto y ella era atea.

Él era un dador y ella una tomadora. ¿Ves a dónde va esto? Los valores y las creencias anulan la atracción y si no puedes alinearlos estás perdido. Así que antes de salir y sentirte atraído por alguien, tendrás que "aclarar" tus valores y creencias más importantes. Este es tu preservativo mental, que evita que te hipnotices por tu necesidad más básica de sexo y amor y termines en la relación equivocada.

Al aclararse, su SRA se pondrá en marcha y empezará a localizar a la pareja ideal tanto en línea como fuera de ella. Así que recuerda: La atracción es un mal indicador de la sostenibilidad a largo plazo de una relación.

**El modelo de claridad**

A continuación, encontrarás las cinco áreas más importantes de la claridad, juntas conforman "El Modelo de Claridad". Mientras las repasa, saque un papel o ponga en marcha su programa de Word y escriba su propia lista de comprobación para su pareja ideal. Pasa a la acción.

. . .

Asegúrate de pasar a la acción aquí. Al escribir tus respuestas, te comprometerás a hacerlo realidad; ya no será sólo un sueño en tu cabeza, así que no te saltes esto.

**¿Qué tipo de chica quieres?**

¿Cuáles son sus valores y creencias que coinciden con los tuyos? Éstos son los que te permiten llegar a un acuerdo o son tu pareja desde el cielo. Escribe tus 10 valores y creencias más importantes que ella debe tener. Por ejemplo, que sea honesta, de mente abierta, siempre amable y generosa, que le guste hacer ejercicio, que le guste ir a la iglesia y a mí también, que quiera tener al menos dos hijos y yo también, etc. Ahora tome esa lista de 10 y reduzca a los 5 requisitos más importantes que debe tener.

**¿Qué tipo de mujer nunca funcionará para ti?**

Esta es tu pareja del infierno o tus "deal breakers". Escriba las 10 cosas más importantes que matarían la relación para usted. Por ejemplo, a ella no le gusta el aire libre y a ti te encanta, ella es católica estricta y tú no crees en el catolicismo, a ella le gusta el alcohol y a ti no, ella miente, etc. Piensa en lo que te arruinó en el pasado y luego escoge tus 5 puntos más importantes y escríbelos.

**¿Por qué quieres una novia?**

Las razones nos empujan a no rendirnos nunca y nos hacen llegar más rápido. Escribe tus 5 razones principales por las que quieres una mujer. Por ejemplo: Divertirse, ir al cine con ella, vivir con alguien en una relación a largo plazo, formar una familia y tener hijos, ser apoyado, tener sexo tres veces al día (o a la semana), etc.

**¿Qué necesitas cambiar para atraer a la chica de tus sueños?**

Sé sincero aquí o seguirás obteniendo los mismos resultados.

Por ejemplo, necesito perder unas 25 libras, así que voy a comprar el programa Get Fired Up hoy mismo y empezaré a hacer ejercicio 3 días a la semana durante el resto de mi vida. O bien, necesito ganar un dinero decente para mantener a una familia algún día, así que voy a conseguir un segundo trabajo o empezar mi propio negocio a tiempo parcial este lunes. Asegúrate de volver a plantearte esta pregunta después de leer el siguiente capítulo.

**Fija una fecha límite.**

¿Para qué fecha quieres estar con ella? Aclárate como si ya hubiera pasado y escribe tu declaración de futuro. Por ejemplo, es 21 de septiembre y me siento a cenar con mi nueva novia. Date un plazo de 3 a 6 meses. Esto se llama ritmo futuro y pondrá en marcha tu SRA para que ocurra mucho más rápido. Para encender tu SRA y encontrarla rápidamente, tendrás que concentrarte y actuar en estos 5 elementos diariamente. Así que anota tus respuestas a las 5 preguntas anteriores en tu smartphone o en una tarjeta de 3x5 en un marco. El teléfono inteligente sólo es útil si te acuerdas de mirarlas todos los días, de lo contrario te sugiero que las pongas en un marco de 3x5 en tu cuarto de baño o en tu mesita de noche para que puedas mirarlas cuando te despiertes y cuando te acuestes.

De nuevo, esto activará tu dispositivo interno de búsqueda o **RAS** diariamente. Confíe en mí, inténtelo durante 3 meses y vea lo que sucede. Te garantizo que te sorprenderá quién aparece en tu vida.

## 4

## Convertirse en irresistible (su arsenal de atracción)

¿Sabes qué es lo que atrae a las chicas? Contrariamente a la creencia popular, no es sólo la apariencia o el dinero y los estudios indican claramente que las mujeres se sienten atraídas por una variedad de cualidades y características específicas. Después de encuestar y entrevistar a más de 2.000 chicas y de leer otros estudios publicados, he elaborado una lista de las 10 principales. Al leer esta lista, sé honesto y empieza a pensar en qué aspectos te quedas corto y cómo puedes mejorar.

**Las 10 cosas que más atraen a las mujeres:**

. . .

1) Fama - Estás en el ojo público (actor, músico, profesor, político, líder, etc.)

2) Poder - Eres un líder, tienes influencia sobre otros, etc.

3) Seguridad - Posees seguridad financiera; haces regalos y otras cosas materiales.

4) Atractivo sexual - Tienes un aspecto atractivo: Rostro, físico, altura, voz, pelo, ropa, postura, aliento, olor, lenguaje corporal, etc.

5) Confianza en sí mismo - Actitud de poder hacerlo, tomar la iniciativa, no dudar, ser ambicioso, etc.

6) Personalidad deseable - Eres interesante, humorístico, culto, etc.

. . .

7) Inteligencia - Lees mucho, eres muy estudiado y tienes respuestas que otros no tienen.

8) Caballeroso - Abres puertas, muestras respeto por las opiniones de la gente.

9) Encanto / Romance - Te tomas el tiempo para calentarla con velas, incienso, música; dices cosas que la hacen sentir bien sobre sí misma.

10) Te gustan los niños - La mayoría de las mujeres se sienten atraídas por hombres que perciben como niños.

Mientras que algunos de estos como la fama y el poder pueden estar fuera de su control, estos sólo hacen que una mujer se sienta de cierta manera, que puede ser duplicado a través de los otros medios de atracción.

**Nunca tienes una segunda oportunidad para causar una primera impresión.**

. . .

Aunque es triste, esta afirmación representa a la mayoría de la población. Si no causa una buena impresión desde el principio, podría ser arrojado a la piscina del rechazo.

Para tener la mejor oportunidad no sólo en la primera impresión, sino en todas las demás, repasemos los 10 principales factores de atracción uno por uno para asegurarnos de tener la mejor oportunidad con cualquier mujer que encontremos.

**Fama, poder y seguridad (dinero)**

No es ningún secreto que las mujeres se sienten atraídas por los hombres ricos, poderosos y famosos. Un hombre rico puede hacer que una mujer se sienta apreciada con cosas materiales, mientras que un hombre famoso puede hacer que una mujer se sienta apreciada a través de su fama, influencia y poder. Según John Grey (Los hombres son de Marte, las mujeres son de Venus), una mujer confiaría de buena gana en un hombre famoso lo suficiente como para tener relaciones sexuales con él al poco tiempo de conocerse porque ya le es "familiar" y la confianza ya se ha establecido.

. . .

No es de extrañar que los hombres quieran ser famosos hasta el punto de vender su alma al diablo. He agrupado intencionadamente la Fama, el Poder y el Dinero en un solo grupo, ya que se cree que son los imanes definitivos para las mujeres, aunque sólo un pequeño porcentaje de hombres los utiliza para atraer a una mujer.

Primero, aclaremos la necesidad de "seguridad" de una mujer. Esta es la necesidad humana más básica de comida, refugio, ropa y si planeas formar una familia tendrás que multiplicar los dólares necesarios para proporcionar una amplia seguridad a los niños.

Así que, sí, el dinero importa hasta cierto punto, pero depende de cada persona y de sus creencias, objetivos y valores, como se ha mencionado anteriormente. Así, si estás en el instituto o en la universidad y no se espera que nadie tenga mucha pasta, la mayoría de las veces el dinero no será un gran problema.

Por el contrario, si tienen una educación muy diferente, como si uno de ustedes viniera de Beverly Hills y comiera con cuchara de plata y el otro viniera del barrio de Brooklyn, podría ser un problema.

Pero si estás en la fuerza de trabajo y te parece bien ganar 40 mil dólares al año (y has hecho el modelo de la claridad), atraerás a una mujer que también está bien con esto. Así que sí, tienes que tener claros tus valores, pero también es importante entender que la mayoría de las mujeres quieren saber que puedes proporcionar algún tipo de seguridad con ingresos estables, especialmente si quieres formar una familia.

Si no tienes un trabajo o negocio estable, esto podría ser un factor de ruptura, ya que la mayoría de las mujeres te juzgarán como si no tuvieras lo necesario para ser estable y "seguro".

**Consejo para ahorrarse dolores**

Nota para los Artistas del ligue - Puede que hayas aprendido algunas estrategias, que incluso yo enseñaré, que pueden activar el cerebro reptiliano de una mujer y conseguir que se comporte de una manera que la haga sentirse atraída por ti, incluso si no tienes dinero y no te consideras atractivo, pero aquí está el problema:

**Las técnicas de manipulación PUA (Pick-Up Artist) eventualmente, ¡se desgastan!**

Así que, si tú o ella quiere una relación a largo plazo y no tienes ninguna seguridad financiera, pronto estarás soltero de nuevo, puedo garantizarlo.

Por ejemplo, cuando estaba en mis 20's le robé una modelo de portada de la revista Sports Illustrated a un rico financiero de Nueva York, provocando algunos comportamientos inconscientes en ella, pero una vez que esa cosa desapareció, ella estaba de vuelta en el penthouse de Nueva York bebiendo champaña con su viejo camarada.

**La ilusión de la fama, el poder y el dinero**

. . .

Este es un buen momento para disipar la ilusión de la fama, el poder y el dinero teniendo muy clara su verdadera naturaleza. Una vez que hagamos esto, investigaremos si pueden o no servir a las personas no famosas y no ricas para obtener la misma confianza de las chicas. La fama, el poder y el dinero no son la felicidad en sí mismos; sólo crean la ilusión de la felicidad, que es inculcada desde el nacimiento a través de nuestro condicionamiento por los medios de comunicación y una cultura muy impulsada por la codicia.

Para demostrarlo, basta con abrir una revista o encender la televisión para ver a algún tipo famoso, poderoso o rico colocado en un pedestal con un traje de Armani de 5.000 dólares y tres modelos atractivas colgadas de sus brazos como si hubiera que adorarlo como a un dios; independientemente de que acaba de divorciarse y haya perdido la mitad de su fortuna con una cazafortunas. ¿Le suena el nombre de Donald Trump?

Como ya hemos dicho, las calles de Hollywood están llenas de corazones rotos y almas perdidas que buscan llenar un gran agujero saltando de relación en relación.

. . .

Los medios de comunicación presentan a estas personas como felices, atractivas, inteligentes y con éxito, pero en realidad es una ilusión, ya que estas personas rara vez están contentas y satisfechas. Esto se debe principalmente a que su felicidad depende totalmente de su popularidad, de su aspecto y de la cantidad de dinero que tengan en el banco. El problema es que estas cosas cambian constantemente, así que cuando el dinero se acaba o la vejez aparece o han perdido la fama, la felicidad se va con ella.

Esperemos que esto ayude a poner las cosas en perspectiva para que no sientas que te estás perdiendo algo. Dicho esto, la fama, el poder y la riqueza desencadenan automáticamente la atracción en las mujeres porque las hacen sentir de cierta manera. Entonces, ¿cómo podemos usar esto a nuestro favor sin caer en la trampa de la fama, el poder y el dinero?

**Aumente su valor pasivo**

. . .

La fama se considera "valor pasivo" porque te da valor incluso antes de conocer a alguien. Pero no hace falta ser una estrella de cine o un superatleta para crear valor pasivo. Puedes ponerte en el punto de mira y crear valor pasivo simplemente haciendo cosas que te den la mejor imagen entre tu comunidad. He aquí algunos ejemplos:

**Enseñe algo que le guste aprender**

Practique una afición que le interese y obtenga el reconocimiento de la comunidad. Si tiene un vídeo en el que hace algo interesante, como malabares o alguna de las cosas interesantes que hace, publíquelo en Facebook. Haz que tus amigos hablen de tus logros, tus aficiones y tu carácter con alguien que te interese. Organiza una cena y piensa en hacerlo a menudo. Inicia o involúcrate a fondo en una organización benéfica. Organiza la concentración anual de motos. Crea un grupo de meetup.com. Además, puedes hacer que una mujer se sienta famosa, rica y poderosa con otras estrategias de atracción como tu confianza, ambición, personalidad y atractivo sexual. Sumerjámonos y veamos cómo funciona esto.

. . .

## Los 4 componentes del sex appeal

La mayoría de la gente confunde el sex-appeal con el hecho de estar genéticamente dotado de una cara y un cuerpo bonitos, pero ni siquiera el hombre alto y guapo nacido de padres supermodelos puede arreglárselas sólo con el atractivo físico. Esto se debe a que el atractivo físico, también conocido como "atracción estática", representa sólo uno de los cuatro componentes del "atractivo sexual".

Así que, si no mides más de 1,80 metros con una mandíbula cincelada y un cuerpo perfecto, no te preocupes. Con un poco de esfuerzo, puedes crear un atractivo sexual irresistible. Descubramos algunas de estas estrategias una por una.

### Atracción estática

La atracción estática se refiere a los rasgos físicos con los que naces y creces, como tu cara, tu altura y tu tipo de cuerpo. Esto suele ser **LO PRIMERO** en lo que se fijan las chicas, lo que les hace investigar más o salir corriendo.

. . .

Si crees que esto te pone en desventaja, no te preocupes amigo, ¡hay BUENAS NOTICIAS! Resulta que estas cosas no son tan estáticas después de todo. Si, por ejemplo, te ejercitas y desarrollas un físico tonificado con músculos más grandes y definidos, tu cuerpo cambiará y se volverá más fuerte. ¿Y adivina qué pasa cuando te vuelves más fuerte? Las mujeres se sienten indefectiblemente atraídas por los hombres fuertes porque está programado genéticamente en ellas desde la época de las cavernas. ¿Recuerdas el cerebro reptiliano primario que necesita ser protegido y reproducirse?


Como hombre fuerte, activarás su cerebro reptiliano inconsciente y le comunicarás que puedes mantenerla y protegerla del peligro. Por otro lado, si no haces ejercicio y comes una cantidad excesiva de carbohidratos, tu apariencia estática empezará a cambiar a medida que tu vientre empiece a abultarse, quizás en forma de bola de bolos, momento en el que incluso podrías ser confundido con una mujer embarazada. Puede que incluso le salgan bolsas bajo los ojos (que seguramente estarán inyectados en sangre) y su piel parecerá de cuero viejo, 10 años más vieja de lo que debería. No es tan atractivo, ¿verdad?

## Hacer ejercicio transforma el juego

El ejercicio puede parecer poco importante, pero en realidad, es un cambio de juego, que puede alterar totalmente su nivel de confianza, aumentar su atractivo y tal vez incluso salvar su vida, si no ampliarla y hacerla más agradable.

A todas las chicas les gustan los chicos que están en forma. Piensa en ello. ¿Alguna vez has escuchado a una mujer decir: "Me encanta mi hombre débil y flácido"?

Por supuesto que no, las chicas miran tus brazos, tus tríceps, tu barriga y hacen juicios como: "Si este tipo es tan débil físicamente, ¿cómo va a cuidar de mí, y mucho menos de una familia?"

. . .

Por otro lado, pueden pensar: "Hmm, es fuerte, algo me atrae de él, me interesa, al menos para el sexo". Sé que suena superficial, especialmente si nunca has hecho ejercicio antes, pero si no estás atrayendo a las mujeres o a la chica adecuada, es hora de dar un paso adelante y el ejercicio podría ser una de las formas más sencillas de destacar. Para obtener una ventaja sobre ti mismo y realmente tomar acción en esto es importante que aprendas el "por qué" detrás del "qué". Este conocimiento y comprensión de los enormes beneficios del ejercicio te motivará y envalentonará para adquirir un nuevo hábito de por vida o simplemente para perfeccionar uno ya existente. A medida que vaya leyendo las maravillas del ejercicio, tome nota de los puntos en los que se queda corto y de cómo puede mejorar.

Hacer ejercicio aumenta tus niveles de energía y resistencia para que puedas trabajar más haciendo las cosas que te gustan, como ganar más dinero, crear arte y... tener más sexo con tu nueva novia. 2) El ejercicio quema la grasa extra que te pesa y te hace lento y letárgico.

. . .

3) Hacer ejercicio aumenta la testosterona y la hormona del crecimiento humano (HGH), que te da más energía, mejora el rendimiento sexual y la libido, te ayuda a dormir mejor y repara las partes del cuerpo que envejecen y se degenera. Bien, es hora de decidir. Si no está haciendo ejercicio con regularidad y fortaleciendo los músculos de todo el cuerpo, no sólo se está perdiendo uno de los mayores factores de atracción para las mujeres, sino también uno de los mayores factores de salud y confianza para los hombres. ¿Por qué no darte todas las ventajas que puedas?

## ¿Recuerdas la capacidad máxima?

Es hora de estar a la altura de tu potencial y maximizar tus posibilidades de atraer y conseguir que chicas guapas quieran salir contigo. Si realmente cuidas tu aspecto físico a través de la dieta, el ejercicio y el sueño, te verás fuerte, sano y alerta, lo que se traduce en atractivo, seguro de sí mismo, inteligente y digno de confianza. Si bien estos potenciadores de la atracción son CRÍTICOS para atraer a tu presa, lamentablemente, un entrenamiento detallado de ejercicios está fuera del alcance de este libro. Así que en su lugar, compartiré mi régimen secreto que atrae a las chicas como imanes y me mantiene viéndome y sintiéndome 10 años más joven que Tam.

Se llama "Get Fired Up" y forma parte de la serie de entrenamiento "Awaken the Warrior Within" que he diseñado específicamente para hombres. Este programa de entrenamiento combina la sinergia sin precedentes de tres poderosas disciplinas, que construyen una fuerza sobrehumana, tonifican la definición muscular, dan confianza y aumentan el atractivo físico.

Esto incluye: 1) Entrenamiento de fuerza con o sin ejercicios específicos para construir su testosterona a niveles máximos. 2) Entrenamiento de Intervalos de Alta Intensidad con opciones de bajo impacto que cualquiera puede hacer, incluso mi padre de 75 años. Esto quema grasa en minutos y aumenta tanto la testosterona como la HGH u hormona de crecimiento humano, de la que acabamos de hablar. 3) El yoga te hace dueño de tu mente mientras aumenta la testosterona y disminuye el cortisol (la testosterona alta y el cortisol bajo se han relacionado con los líderes seguros de sí mismos).

## Atractivo dinámico / Lenguaje corporal

El segundo tipo de atractivo sexual es el "atractivo dinámico", que tiene que ver con la forma en que te expresas.

Esto representa el lenguaje corporal, los movimientos, el tono de voz, la modulación y las pausas, que sorprendentemente representan hasta el 90% de tu comunicación, (el 10% es verbal a través de las palabras). Esto también nos lleva de vuelta al cerebro reptiliano y representa otra oportunidad para desencadenar su atracción inconsciente y el deseo sexual, así que presta mucha atención aquí.

## Automatización de la atracción reptiliana

Los estudios demuestran que el lenguaje corporal no sólo domina nuestra comunicación, sino que es mejor entendido por las mujeres. Dado que el lenguaje corporal es tan importante para las mujeres, es importante que dediquemos un par de minutos a este tema y subamos un peldaño más en tu juego. En primer lugar, es importante recordar que las frases para ligar, los patrones de lenguaje, los trucos verbales y las artimañas NO son suficientes para cerrar el trato. Puede que te hagan poner ojos saltones y sonreír, pero están muy lejos de cerrar el trato. La comunicación verbal sólo estimula la parte CONSCIENTE de la mente de una mujer, la parte pensante de alto nivel de su mente que acepta y bloquea la información basada en la lógica.

Por ejemplo, si consigues una cita y tratas de convencer a una chica de que se acueste contigo diciéndole: "Escucha, nena, soy el tío más guay que has conocido nunca", no esperes que empiece a tirarse a tu pierna. Tu comunicación verbal está involucrando la parte consciente y lógica de tu mente que filtra la información. Tu orden se bloquea cuando ella dice: "¡Oh, qué bien, qué perdedor!".

Pero la comunicación no verbal o el lenguaje corporal no es procesado por la mente consciente de una mujer como lo es el lenguaje. La comunicación no verbal es procesada por el cerebro reptil de la mujer. Así que si te acercas a ella y le dices: "Escucha nena, soy el tío más guay que has conocido nunca", y tu LENGUAJE CORPORAL es CONGRUENTE con tus palabras, ella se sentirá atraída por ti y esta vez puede que responda con un suspiro de "joder, está buenísimo", no por lo que has dicho, sino por CÓMO lo has dicho. Así que recuerda: son tus señales no verbales el estado sexual que estás proyectando, lo que pasa directamente por encima de su mente consciente y crítica y afecta directamente a su cerebro reptiliano, mucho más antiguo, que sólo siente el sexo o la huida.

Refinando tu habilidad para proyectar estados sexuales, serás capaz de sentir y actuar cómodamente con chicas hermosas y a su vez hacer que las chicas hermosas sientan atracción sexual por ti.

Cuando esto suceda, serás capaz de usar tu comunicación sexual no verbal para saltar directamente las paredes críticas de la mente consciente de una mujer y tocar directamente el cerebro reptiliano que está debajo de ella, que responde al sexo. Bien, es hora de emocionarse porque estás a punto de aprender las señales no verbales del lenguaje corporal, que te ayudarán a proyectar un estado de confianza y sexualidad - sin depender de las palabras. Fíjate en las opciones que te ofrecemos a continuación y en cómo puedes quedarte corto o necesitar mejorar. Tu sonrisa, tu postura, mantener tu lenguaje corporal libre y abierto, proyectar y controlar tu voz; recuerda que las mujeres realmente buscan un "sentimiento", así que, si te encontraras con una mujer y quisieras hacerla sentir increíblemente rica, reconocida y apreciada, ¿cómo lo expresarías con tu voz, tu sonrisa y tu paso? Vamos a desglosar cada uno de ellos:

**Tu sonrisa** - Los estudios demuestran que una sonrisa genuina te hace más digno de confianza y anima a la gente a bajar la guardia. Esto no significa que tengas que sonreír de oreja a oreja como un bobo, a menos que lo hagas a propósito. En su lugar, piensa en una sonrisa feliz y confiada, como si te hubiera tocado la lotería y 8 supermodelos de Victoria Secret quisieran salir contigo.

**Tus ojos** - Mirar hacia abajo transmite a las mujeres: "No creo en mí mismo, soy inseguro". Así que, a no ser que necesites apartar la mirada hacia la izquierda o la derecha o hacia arriba para pensar en algo, nunca mires hacia abajo. En su lugar, mantén tus ojos comprometidos con los de ella.

**Tu postura** - La forma en que te sientas, te pones de pie y caminas también puede decir mucho sobre ti. Los estudios demuestran que aproximadamente entre el 60 y el 90% de la comunicación es no verbal y se expresa a través del lenguaje corporal. Por lo tanto, uno de los indicadores más obvios para saber si alguien sufre de baja confianza en sí mismo es la forma en que se proyecta al mundo a través de señales no verbales. Esto incluye cosas como el contacto visual, la forma de andar y la postura. Mientras que la mayoría de las herramientas de confianza tardan semanas, meses o incluso años en aplicarse, si se practican y mejoran deliberadamente las señales no verbales, como la postura, se puede aumentar la confianza casi instantáneamente.

En el Estudio de autoestima publicado por Health Psychology en 2015, los investigadores afirman: "Los perezosos reportaron una autoestima significativamente menor, estado de ánimo y mayor miedo".

. . .

Estudio sobre la Confianza: un estudio realizado en 2012 por los científicos Pablo Binol, Richard Petty y Benjamin Wagner sobre cómo la postura corporal podría afectar a la "autoevaluación" mostró que las personas que se colocaban en una postura de poder (la llamaron "postura de confianza", con el pecho empujado hacia fuera y la columna vertebral erguida) eran mucho más propensas a calificarse a sí mismas con más confianza que las personas con una "postura de duda", desplomada y contenida. Un estudio de baja energía y dolor corporal, publicado en BioFeedback en 2017 por el Dr. Erik Peper, encontró que "Sentarse erguido" conducía a "pensamientos y recuerdos positivos" mientras que una postura triste y desplomada "disminuía los niveles de energía." El estudio también encontró que una mala postura podría conducir a la fatiga, los dolores de cabeza, la falta de concentración, el aumento de la tensión muscular e incluso lesiones en sus vértebras con el tiempo.

**Estudio sobre el poder**

Cuando los científicos trataron de hacer agujeros en el estudio de la profesora de la Universidad de Harvard

Amy Cuddy de 2012 creó un estudio de seguimiento publicado por Sage Journals Psychological Science en 2017.

Este estudio examinó más de 55 estudios adicionales y demuestra claramente: "Un vínculo entre las posturas expansivas y abiertas y los sentimientos de poder".

## Estudio sobre la depresión

Un estudio publicado por el Journal of Behavior Therapy and Experimental Psychiatry en 2017 encontró que: "Adoptar una postura erguida puede aumentar los afectos positivos, reducir la fatiga y disminuir la autoconcentración en personas con depresión leve a moderada".

## Tiempo para la acción

Como dice el eterno adagio: La prueba está en el pudín.

. . .

Y ahora es el momento de comer un poco de pudín para que puedas sentir realmente la diferencia en tus niveles de confianza.

Para ello, vamos a probar algunas posturas de alta potencia y a contrastarlas con algunas posturas de baja potencia de la siguiente manera:

1) En primer lugar, ponte de pie, cruza los brazos y los tobillos mientras encorvas los hombros hacia delante (ver las imágenes si no está claro). Mantén esta postura de baja potencia durante 1 ó 2 minutos. A continuación, mantén los brazos sobre la cabeza como si acabaras de ganar la carrera de tu vida. Sigue así durante al menos 1 o 2 minutos y observa cualquier cambio sutil en tu estado emocional.

2) A continuación, siéntate y cruza los brazos y los tobillos mientras encorvas los hombros hacia delante durante 1 o 2 minutos. Ahora intenta poner los brazos detrás de la cabeza y abrir las piernas como si acabaras de construir una empresa de 5.000.000 de dólares desde cero y estuvieras disfrutando del botín de tu éxito

en una playa de Hawai. ¿Notas alguna diferencia? (Vea la imagen si no está claro).

3) Por último, intente la pose de poder de Superman / Superwoman poniéndose de pie y colocando las manos o los puños en la cintura como si estuviera impidiendo de forma sobrehumana que un ladrón secuestrara a su bebé. Después de 1 o 2 minutos, prueba lo contrario cruzando los brazos y girando los hombros hacia delante encorvándose (ver imagen). De nuevo, observa la sorprendente diferencia y vuelve a la postura de poder.

**Autopresentación**

El tercer componente del atractivo sexual es la autopresentación, que incluye aspectos como el aseo personal, el peinado, la moda, etc. Si te interesan las chicas atractivas, ten en cuenta que ellas se fijan en los detalles y que unas simples modificaciones pueden no sólo hacerte más atractivo, sino también compensar algunas de las cosas que están acabando con tus posibilidades. Así, por ejemplo, si no mides 1,80 metros, pero te vistes bien y cuidas tu higiene, puedes compensar la falta de altura (sólo si la altura es uno de sus criterios).

## Circunstancias

Las investigaciones han demostrado que cuando experimentamos una circunstancia de mayor excitación, como estar en una montaña rusa, tendemos a atribuir parte de la excitación a la persona con la que estamos. La novedad y la excitación aumentan la actividad de la dopamina y la norepinefrina en el cerebro. Estos neurotransmisores están asociados a la energía, la euforia, la atención y la motivación, rasgos centrales del amor romántico. Así que cuando haces cosas nuevas, estas sustancias químicas entran en acción y pueden empujarte a superar el umbral del amor.

Sin embargo, recuerda que esto puede jugar en tu contra. Por ejemplo, si la llevas a un lugar muy aburrido, como Denny's o un bar con música muy alta, puede que no vuelvas a verla. Y si aún no lo has pensado, llevarla a una montaña rusa es una gran idea (si le gustan las montañas rusas). Así que recuerda, una vez que consigas esa cita (en breve hablaremos de cómo cerrarla), tendrás que pensar en una circunstancia que sea excitante y genere excitación como: Montañas rusas Conciertos en vivo Café Bar con sofás y música fresca Club de comedia Paseos en barco Senderismo Bicicleta Jugar al Frisbee Llévala al columpio de un parque local Una película de miedo, (una vez que la conozcas un poco) ella te buscará para protegerse y reconfortarse.

**Confianza en sí mismo**

¿Alguna vez has deseado poder aprender a despertar la atracción en las mujeres sin necesidad de frases, técnicas o estrategias para ligar? De acuerdo con mis encuestas, la confianza es "La Cosa #1" que tienes que tener para mantenerla interesada y que quiera estar contigo más. La Confianza Definitiva se muestra como una fuente de energía positiva que te rodea y atrae magnéticamente a las mujeres de alta calidad de forma automática. También te hace destacar entre la mayoría de los otros hombres.

Y esta confianza inquebrantable no sólo funcionará para aterrizar a la mujer a la que le has echado el ojo o la mujer que has estado buscando, sino para todo lo demás en la vida. Está claro que la confianza es, con diferencia, el factor de atracción número uno para la mayoría de las mujeres. Y si te preocupa no ser lo suficientemente guapo, esto también debería hacer mella en esa falsa creencia.

## Por qué las mujeres se sienten tan atraídas por los hombres con confianza

Recuerda, según las necesidades subconscientes del Cerebro Reptiliano, las chicas tienen una historia inconsciente jugando en sus cabezas. Pueden decir que quieren hombres con confianza, pero lo que realmente quieren decir es que subconscientemente tienen la necesidad de aparearse con un macho alfa dominante. Esto se remonta de nuevo al cerebro reptiliano, que evolucionó durante miles de años para animar a las mujeres a aparearse instintivamente con el hombre más fuerte, (el macho alfa dominante). Al hacer esto, ella daría a su descendencia la mejor oportunidad de supervivencia. Obviamente, las mujeres quieren un héroe; quieren el macho alfa, lo que probablemente no sea un gran secreto. Por eso las películas y los cómics de superhéroes como Superman, Flash Gordon y Pantera

Negra son tan increíblemente populares en todo el mundo.

El verdadero secreto es ¿cómo podemos convertirte en un superhéroe y atraer tu mayor premio? Hablemos de los rasgos de un macho alfa. Fíjate cuando leas la lista en qué aspectos te quedas corto o necesitas mejorar.

**Los rasgos alfa:**

Un fuerte sentido de confianza en sí mismo, una fuerte presencia física, La capacidad y la voluntad de leer a la gente y tomar decisiones Comportamiento frío, tranquilo y sereno en situaciones de alta presión. Si hay una lección primordial que ha sido transmitida por generaciones de los sabios más iluminados, como el Buda Shakyamuni y Sócrates, a los maestros del desarrollo personal es ésta: "Eres lo que piensas" Puede que hayas oído esto antes, pero ¿alguna vez te has tomado un momento para reflexionar sobre sus enormes implicaciones? Si no crees que tienes confianza en ti mismo, o que tienes el control, o que eres atractivo, o que eres inteligente o divertido, ¿adivina qué? No lo serás. Para ser un alfa debes pensar sin vacilar como un alfa. Ya que eres lo que piensas, si quieres atraer y conseguir a la chica de tus sueños, tendrás que pensar como un alfa, lo que requerirá volver a cablear tu cerebro en el modo alfa, para que lo que salga de ti de forma natural sea pura confianza.

Estoy hablando de un nivel de confianza que tal vez nunca hayas experimentado antes. Fíjate si algo de lo siguiente te resulta familiar o se relaciona con algo que te gustaría sentir más a menudo.

Los chicos te respetan, a menos que sean unos imbéciles, en cuyo caso te temerán. Las mujeres te miran fijamente, simplemente porque irradias confianza. No necesitas frases para ligar porque tu lenguaje corporal irradia confianza y poder. Puedes entrar en una habitación y tener la atención de todos los presentes sin ser una supermodelo ni decir nada. Hay tres áreas principales para desarrollar la confianza, una de las cuales es Empowered Master Mantras.

Básicamente, los "Mantras de Maestro Empoderado" son afirmaciones empoderadoras que puedes decir sobre ti mismo para empezar a desarrollar la confianza y recablear tu cerebro a nivel alfa. Repitiendo esto una y otra vez, eventualmente comenzarás a creerlo y pensarlo. Si dudas del poder de la sugestión, hay muchos estudios científicos que demuestran que fingiendo algo una y otra vez empiezas a ser bueno en esas mismas cosas que estabas fingiendo. Por ejemplo, ya mencionamos a Amy Cuddy, una investigadora científica de la Universidad de Harvard.

Resulta que parte de su investigación se centró en personas que fingían cosas en las que tenían poca experiencia. Descubrió que cuanto más fingían estas personas, mejor lo hacían. Del mismo modo, vocalizar Mantras Maestros puede ser incómodo y puede que no creas que representas las palabras que estás diciendo, pero si sigues fingiendo, eventualmente creerás las palabras y te sentirás como un macho alfa.

**Toma acción**

Para entenderlo completamente debes experimentarlo por ti mismo. Así que ahora mismo me gustaría invitarte a que bajes la guardia y suspendas cualquier incredulidad durante unos minutos mientras simplemente repites los siguientes Mantras en voz alta y de forma repetitiva:

Soy valiente y confiado. Tomo la iniciativa y acepto los retos. Soy una fuerza del bien, estoy conectado a una fuente infinita de sabiduría y poder, ¡actúo sin dudar! Estoy tranquilo y confiado en presencia de extraños. Hablo con carisma y atraigo a las mujeres sin esfuerzo.

¿Has notado algo, quizás un aumento de la confianza, una elevación del estado de ánimo? Ahora imagina que haciendo esto durante 10 minutos todos los días durante tres meses, ¿cómo empezarías a sentirte?

**Romper con la desesperación y la necesidad**

La confianza en uno mismo es lo opuesto a estar "desesperado" o "necesitado", lo que definitivamente matará tus posibilidades de atraer a una mujer de alta calidad. Por ejemplo, si la llamas dos veces al día, le envías correos electrónicos o mensajes de texto tres veces al día o buscas casarte después de los primeros meses, lo más probable es que pronto estés soltero.

Cuando no recibes una llamada, un mensaje de texto o un correo electrónico de vuelta, la mayoría de las veces es simplemente porque eres como cualquier otro tipo: demasiado necesitado.

Si puedes evitar esta trampa y ella no te devuelve la comunicación, ten por seguro que no se trata de ti. Lo más probable es que tenga una relación, que no seas su tipo (no te ofendas) o que no esté buscando novio. Una vez que entiendas las posibles razones de su falta de comunicación, lo más importante que puedes hacer es centrarte en construirte a ti mismo y en la confianza en ti mismo. Si deseas una atracción magnética, lo primero en esta lista es romper cualquier necesidad potencial. Si crees que no tienes ninguna necesidad, aquí tienes una prueba de realidad.

Hasta cierto punto, todos sufrimos de necesidad porque somos humanos. No es algo de lo que haya que avergonzarse. Si aún no has oído hablar del "síndrome de retraso en el desarrollo", quizá quieras buscarlo. Efectivamente, si un bebé no recibe estimulación táctil (amor) morirá. Esto es un hecho de la vida, que se traslada a la edad adulta hasta cierto punto. Necesitamos amor y si no lo recibimos sentimos que vamos a morir. Así que, si te sientes solo, ten corazón, es una emoción natural como ser humano. Dicho esto, la necesidad es muy diferente de tener una necesidad de amor incorporada. La necesidad se equipara más a la inseguridad y requiere que tomes medidas para construir la confianza en ti mismo.

## 5

## Los mejores lugares para conocer chicas hermosas

### Encuentros **fuera de línea**

Si quieres conocer a un tipo específico de mujer, necesitas estar "en la proximidad de" (cerca de) los lugares que estas chicas normalmente frecuentan. Por ejemplo, si te gusta el yoga como a mí, estarás en el estudio de yoga o en eventos de yoga. Estos lugares están llenos de chicas sanas y atractivas que, en su mayoría, son estables y les encanta hacer ejercicio. En primer lugar, revisa los valores que has enumerado en el modelo de claridad y determina dónde irían las chicas que tienen estos mismos valores.

. . .

A continuación, utiliza las siguientes ideas para conocer a las chicas que se ajustan a ti.

Nota: Algunos de estos lugares serán totalmente extraños y completamente opuestos a tus valores actuales. Si este es el caso, considera la posibilidad de expandirte a nuevas áreas que podrían ser realmente buenas para tu salud, riqueza o espiritualidad. Sólo tienes que saber que, si tus intenciones son turbias, las chicas verán a través de ti y te rechazarán.

Por ejemplo, si vas a una clase de yoga y no tienes ningún interés en avanzar realmente en tu salud, sino que te encuentras buscando un castor peludo o sólo estás buscando echar un polvo, las chicas verán a través de ti. Tu interés debe ser genuino y real.

Con esto en mente, aquí hay una pequeña lista de lugares estupendos para conocer a grandes mujeres:

- Clase de yoga
- Clase de baile
- Salones de belleza o spas

- Liga deportiva mixta para adultos
- Fiestas privadas
- Meetup.com (únete a grupos que se ajusten a tus valores e intereses)
- Facebook.com (únete a grupos que se ajusten a tus valores e intereses)

**Sitios de citas en línea**

Las citas en línea son, sin duda, la forma más fácil de conocer mujeres y no requieren perder una tonelada de tiempo o dinero buscando mujeres en los bares locales.

Las estadísticas de Reuters, Herald News, PC World y el Washington Post muestran que el 76% de todos los solteros de EE.UU. han abierto un perfil de citas en línea y ahora es socialmente aceptado como "normal". Incluso más allá de Estados Unidos, la mayoría de los países desarrollados, como Europa, Canadá y Australia, se acercan a este porcentaje. Si todavía no estás convencido de que las citas online son una mina de oro, aquí tienes una estadística alucinante.

· · ·

¿Sabías que hay un 50% más de mujeres que de hombres que tienen citas online? No sé tú, pero yo prefiero estas probabilidades a la escena de los bares o clubes locales, donde normalmente hay un 50% más de hombres que de mujeres. Si echamos un vistazo a Match.com como ejemplo, hay 6 chicas por cada 4 chicos. Y dado que las estadísticas nos dicen que hay aproximadamente 72 millones de mujeres (sólo en EE.UU.) que están en línea en busca de citas de sólo 37 millones de chicos, ¿pueden sus probabilidades ser mejores?

Aunque hay sitios gratuitos y de pago con una gama de opciones y características, todos comparten la misma técnica de enfoque que mencionamos en el modelo de claridad.

En otras palabras, seguirás utilizando el modelo de claridad, pero se empleará a través de las limitaciones de las citas en línea. Así, por ejemplo, cuando elabores un perfil en línea, utilizarás tu modelo de claridad para describir exactamente lo que buscas según tus deseos, valores y objetivos. Lo mismo se aplica cuando se trata de la selección. Por ejemplo, ¿comparte los mismos valores que tú, independientemente de lo buena que esté? Esto es especialmente importante en el mundo online, donde puedes perderte literalmente entre todas las oportunidades.

No te dejes llevar por la hipnosis de las mujeres atractivas que sólo se ven bien en traje de baño. Sí, puede que quieras tener sexo con ellas, pero puede que no compartan tus valores y objetivos. De hecho, pueden estar locas y podrías estar cayendo en un espejismo que te succionará hacia un desierto seco sin agua... ni mujeres.

Así que recuerda:

**Ten claro lo que quieres antes de que la hipnosis haga efecto**

Cuando elijas un sitio en línea, asegúrate de elegir uno lo suficientemente grande, de lo contrario te quedarás sin opciones rápidamente. Actualmente, los mayores sitios gratuitos son POF, Bumble, Match y Hinge, y los mayores sitios de pago son Match y eHarmony.

. . .

Superar los obstáculos de las citas en línea En primer lugar, cuando conoces a alguien en línea no hay lenguaje corporal, que como ahora sabes, representa la mayor parte de tu comunicación. Todo lo que tienes son algunas fotos y palabras escritas, que es como volar a ciegas. Superar esto es un gran desafío, que requiere algunos conocimientos y estrategias sobre cómo comunicarse de manera efectiva y ganar confianza.

Si llevas algún tiempo en Internet, sabrás de primera mano que, sin las estrategias adecuadas, sólo conseguirás que te rechacen. De hecho, ¿sabías que según una estadística del aclamado libro Freakanomics: "El 57% de los hombres que publican anuncios de citas online no reciben ni siquiera 1 respuesta por correo electrónico".

Pregunta: Si hay tantas mujeres que buscan hombres en Internet, ¿por qué la mayoría de los hombres no pasan del primer correo electrónico? Básicamente, lo que sucede aquí es que los hombres están persiguiendo a las mujeres, por lo que la presión está en los chicos para enviar el primer mensaje. Dado que la mayoría de los primeros mensajes provienen de hombres, cada mujer recibe entre 5 y 50 mensajes de hombres cada día (dependiendo de lo atractiva que esté). Ahora bien, si recibes tantos mensajes, además de tu correo electrónico normal, los textos y las redes sociales, ¿los leerías todos?

Para empeorar las cosas, la mayoría de los hombres, escriben los mismos correos estúpidos, genéricos y aburridos, lo que reduce aún más sus posibilidades de ser leídos.

Recuerda: las chicas NO tienen tiempo de leer todos sus mensajes; sólo leen los que destacan. Como las citas online son un libro entero en sí mismo, hice un trabajo encubierto abriendo perfiles femeninos falsos en varios de los sitios de citas más populares. Mi objetivo era ser testigo de primera mano de los errores que cometen los chicos. Lo que encontré fue espantoso. Más del 80% de los chicos no se tomaron el tiempo necesario para crear un perfil atractivo y aproximadamente el 90% lo estropeó en su comunicación. A continuación, puedes ver algunos de los errores más comunes en las líneas de asunto.

Mientras lees, fíjate si haces alguno de ellos y cómo puedes mejorar.

- Hola
- ¿Cómo estás?
- (nada de nada)
- ¿Estás por aquí?
- Estás que ardes
- Hey
- Eres hermosa

Lamentablemente, yo solía ser el tipo que decía "Hola" en mi línea de asunto y no podía entender por qué no recibía mucha respuesta. Por supuesto, mis mensajes eran igual de horribles, ya que era culpable de cometer una de las peores atrocidades de autosabotaje que le han ocurrido a un hombre: disculparse por sí mismo. No estoy hablando de ser responsable y pedir perdón cuando llegas tarde a recoger a tu cita o te olvidas de llamarla. No, estoy hablando de hacer comentarios como "no seas tan duro conmigo, soy nuevo en esto de internet" o "siento no haber escrito una descripción completa". De lo que no me di cuenta es de que me estaba disparando literalmente por la espalda.

. . .

Esta actitud de disculpa te hace parecer que no crees en ti mismo y ¿qué chica va a creer en ti si tú no crees en ti?


Así que recuerda:

Deja de disculparte por ti mismo, te hace parecer débil y es un gran rechazo para las chicas. Lamentablemente, esto es sólo el comienzo, porque si te equivocas en la foto, en el perfil o en la comunicación de seguimiento estás igualmente jodido. Por supuesto, yo lo descubrí por las malas al ser arrojado al pozo de los rechazos una y otra vez hasta que me harté. Pero en lugar de abandonarlo, me sumergí en el estudio de las citas en línea y aprendí de ambos lados lo que hace que las mujeres se vuelvan locas por los hombres en línea.

6

## Leer las señales

Cuando te acercas a una mujer hermosa o incluso piensas en ello, ¿tiemblas de miedo y tal vez piensas: "¿Y si me rechaza? Sé sincero. Si esto te resulta familiar, el activo más importante, aquí también, es la CONFIANZA. Como ya hemos hablado de la confianza, en este capítulo nos centraremos en cómo utilizar tu confianza para acercarte a cualquier mujer con algunas estrategias específicas.

En primer lugar, es importante saber lo que ella está pensando sobre los tipos que se le acercan. Esta es la mentalidad típica de una mujer de alta calidad: "Vale, va bien vestido y siento una ligera atracción, pero ¿sabe hablar, mantener una conversación, tiene espina dorsal, tiene la suficiente confianza para acercarse a mí y no ponerse nerviosa o es otro pelele necesitado que hará cualquier cosa por mí y del que me aburriré rápidamente?" "¿Es este tipo otro jugador imbécil que sólo quiere meterse en mis pantalones?" Como puedes ver, las mujeres buscan invalidarte, así que tendrás que demostrar tu valía si quieres poner el pie en la puerta Con esto en mente, hablemos de algunas estrategias de acercamiento y de cómo puedes integrar los 10 factores de atracción principales para acercarte a cualquier chica, en cualquier momento y en cualquier lugar.

### ¿Está interesada y es soltera?

¿Alguna vez conociste a alguien y no pudiste leerlo bien?

Pregunta: ¿Cómo sabes si una mujer está soltera o interesada en ti? Hay varias formas en las que una mujer dejará caer pistas de que está interesada y al leer su lenguaje corporal, obtendrás información, que te dirá cómo proceder. Aquí tienes algunas señales que debes buscar:

## El anillo de boda

Esto es lo primero que hay que buscar y lo más obvio, pero algunos hombres ni siquiera saben en qué dedo va el anillo de boda de una mujer. Así que aquí tienes: El dedo 4" de la mano izquierda (el meñique se considera el 5").

## Lenguaje corporal

Vale, puede que no tenga un anillo, pero ¿qué pasa con su lenguaje corporal? Una vez más, el lenguaje corporal es la forma predominante de comunicación, por lo que mejorar su lectura y transmisión debería ser una prioridad para ti.

## Posible interés en las citas

A continuación, se presentan varios gestos del lenguaje corporal que puedes encontrar. Observa mientras los lees si los has experimentado en el pasado y cómo puedes utilizarlos para obtener una mejor lectura en tu próximo encuentro.

Contacto visual - La segunda señal más obvia de que ella está soltera será su contacto visual, que te estará mirando de refilón.

Proximidad - Cualquier momento en que una mujer se acerque claramente a ti es una invitación a acercarse.

Lenguaje corporal abierto - Si ella abre sus hombros y pies hacia ti y hace contacto visual contigo, definitivamente acabas de recibir luz verde para acercarte.
Preguntas e interés - Te hace preguntas y sus respuestas a tus preguntas son completas.

**Posible interés sexual**

. . .

Si está realmente interesada y te considera como una potencial pareja sexual, puede mostrar algunos de los siguientes signos: Sus pupilas se dilatan. Te mira fijamente a la boca. Si se revuelve el pelo en tu presencia podría estar nerviosa o excitada sexualmente por ti. Se ríe de tus chistes aunque no sean graciosos. Te toca en el brazo como un gesto. Permite que la toques sin oponer resistencia. Utiliza tu nombre con frecuencia. Te pregunta si estás soltero. Asegúrate de buscar estas señales; te darán pistas muy valiosas. Y no te preocupes si ahora no recibes muchas. El siguiente capítulo te ayudará a generar más interés tanto en las citas como en las relaciones sexuales.

# 7

## Los 4 cruciales (cuatro pasos para acercarse)

AL ACERCARSE por primera vez a una mujer, la mayoría de las veces, ella tendrá la guardia alta. Si quiere que ella responda favorablemente, hay 4 pasos cruciales para desarmarla y ver si hay potencial para avanzar, como sigue:

1) Entrar en estado - Esta es tu preparación antes de acercarte.

2) Líneas de apertura - Estas son tus palabras de apertura o preguntas de nivel 1.

3) Pregunta/calificación - Son preguntas para calificarla y conseguir que se involucre. Esto incluye

preguntas de nivel 2 y 3.

4) Cierre - Aquí es donde cierras y haces un seguimiento más tarde o vas a otro lugar.

## Paso 1 - Entrar en el estado idóneo

Entrar en este estado se trata de crear un "estado mental" que te haga atractivo, confiado y relajado antes de decir una palabra. Aunque este tema requiere toda una vida de estudio, vamos a destacar los fundamentos para que estés en camino de convertirte en alguien natural, sin tener que usar demasiadas palabras para tener éxito.

## El peor de los casos

Esta es tu primera estrategia de preparación antes de acercarte. Presta mucha atención a esto; es uno de esos secretos ocultos que la mayoría de la gente desconoce y que te ayudará a superar el miedo con bastante rapidez.

Cuando te sientas temeroso de cualquier cosa que pueda suceder y este miedo te impida actuar, en lugar de asustarte, simplemente haz lo siguiente:

1) Deténgase y haga 2 o 3 respiraciones realmente profundas por la nariz y exhale por la boca. Esto activará su SNP (sistema nervioso parasimpático) y reducirá instantáneamente su ritmo cardíaco, lo que le ayudará a pensar con más claridad.

2) Ahora piensa en el peor de los casos. ¿Qué es lo peor que puede pasar cuando te acerques a ella? Una vez que te des cuenta de que el peor escenario no es tan malo, tu miedo se disipará. Así que, en el caso de acercarse a una mujer, pensemos en lo peor que puede pasar. Estas son algunas de las cosas que podría decir: Lo siento, estoy en una relación. Lo siento, tengo que irme. Estoy ocupada en este momento; por favor, déjame en paz. Puede que simplemente gire la cabeza y te ignore.

. . .

Si no puede utilizar ninguna de las otras excusas, puede insultarte o menospreciarte llamándote perdedor. Si alguien cae tan bajo, está garantizado que no está contento consigo mismo, así que no te lo tomes como algo personal. En lugar de eso, date cuenta de que te ha salvado de una relación futura potencialmente dolorosa.

Ahora bien, dado que alguien que te insulta nunca puede herirte físicamente, cuando leas esta lista, ¿puedes decir honestamente que alguno de ellos amenazaría tu vida? ¿Podrías alejarte y volver a ser el mismo tipo que eras antes? Apostaría a que te darías cuenta de lo jodidamente fácil que fue y tendrías más confianza para hacerlo de nuevo. Una vez que te imagines el peor de los casos y te des cuenta de lo ridículamente benigno o no amenazante que es, tu miedo se desvanecerá, si no desaparece por completo.

Asegúrate de usar esto cada vez que dudes en acercarte a una mujer. Bien, ahora que has dejado de lado cualquier miedo potencial y estás listo para acercarte a ella, tendrás que medir su nivel de interés y su estado de relación. Digamos que estás en el mercado, en un evento o incluso en la gasolinera (puede ser en cualquier lugar) y ves a una mujer a la que te gustaría acercarte. ¿Cómo puedes utilizar tu lenguaje corporal para ganar su interés?

**Lenguaje corporal - Cómo acercarse**

Cada sentimiento que tienes emocionalmente en tu cuerpo tiene su correspondiente postura, respiración y fisiología. Tu energía es lo primero que ella captará cuando la veas por primera vez, así que es importante acertar con tu lenguaje corporal.

**Entrada de estrella de rock**

Piensa por un momento en Elvis Presley. Si alguna vez has visto un vídeo suyo te habrás dado cuenta de cómo utilizaba el lenguaje corporal para hacer que las chicas gritaran y perdieran el control más que nadie. ¿O qué tal un tipo como Justin Bieber? Lo ames o lo odies, es innegable que las chicas gritan para que se quite los pantalones. Pregunta: ¿Qué puedes aprender de Elvis Presley o Justin Bieber, aunque NO seas rico y famoso?

## Establece el marco y gana el juego

Cuando entras en una fiesta, un evento, un club, un bar o incluso una primera cita, tienes que establecer el marco de una imagen más amplia. Por ejemplo, como cantautor aprendí que estar en el escenario es un marco que podía utilizar no sólo cuando estaba en el escenario, sino cuando entraba en cualquier lugar que quería conocer a una mujer. Así que, esencialmente, podía llevar esa presencia escénica a casi cualquier bar, club, restaurante, evento o cita y convertirme en un imán no sólo para las mujeres, sino para la gente en general.

Al hacer esto, literalmente, extraños que nunca me habían visto se acercaban a mí y me preguntaban si era famoso. Pero fuera de mis pequeños seguidores de todo el mundo, la mayoría de la gente no tiene ni idea de quién soy. Como no tienen ninguna referencia de lo que significa estar en un escenario con todo el mundo mirándote, tendrán que imaginárselo. Los científicos han demostrado que cuando visualizas e imaginas algo, se liberan emociones y sustancias químicas similares que crean efectos parecidos, como si lo que estás imaginando estuviera ocurriendo de verdad.

Por ejemplo, un estudio realizado por Erin M. Shackell y Lionel G. Standing, de la Universidad de Bishop, reveló que es posible obtener ganancias casi idénticas en fuerza y forma física sin mover un dedo. El estudio midió las ganancias de fuerza en tres grupos diferentes, uno de los cuales mantuvo su rutina habitual, un segundo que se sometió a dos semanas de entrenamiento de fuerza muy centrado en un músculo específico, y un tercero que escuchó CDs de audio que les guiaban a imaginarse realizando el mismo entrenamiento que el segundo grupo.

Como era de esperar, el primer grupo no experimentó ningún aumento de fuerza.

Pero casi milagrosamente, el tercer grupo, que simplemente se imaginó haciendo ejercicio, vio una ganancia de fuerza del 24% en comparación con el segundo grupo (el de los ejercicios) que vio una ganancia de fuerza del 28%.

Ya que es posible imaginar que se hace ejercicio y se gana músculo en la vida real, también se puede imaginar lo que es ser una estrella de rock y experimentar un poderoso estado mental que influye en la gente y te hace más atractivo. Para ello, sólo tienes que ver a un artista imponente, como Elvis o Frank Sinatra, o a otros más contemporáneos, como Bruno Mars o Sting. Después de mirar durante unos minutos, cierra los ojos e imagina que has absorbido su mentalidad y que ahora entras en un establecimiento para conocer a una dama que piensa que eres una estrella de rock. Ahora levanta los brazos por encima de la cabeza como si el público te estuviera animando. Si no te parece natural, finge hasta que lo sea.

**Finge hasta que lo consigas**

¿Recuerdas la estrategia "finge hasta que lo consigas" de la investigadora de Harvard Amy Cuddy mencionada anteriormente? Puedes utilizarla para entrar en un estado poderoso y ofrecer una actuación de estrella de rock. Y cuanto más lo finja, más real será.

**Actúa**

Ahora mismo es el momento de dejar de lado tu ego, suspender toda incredulidad y tomarte unos minutos para practicar esto ahora mismo. Si te faltan ideas, puedes utilizar tu favorita:

- Estrella de rock
- Atleta
- Superhéroe
- Líder mundial
- Artista del espectáculo

Una vez que hayas elegido uno, tendrás que imaginar realmente lo que se siente al estar en el cuerpo de esa persona. Asegúrate de responder a las siguientes preguntas: ¿Cómo te sientes de poderoso? ¿Qué ves? ¿A quién ves? ¿Cómo te trata la gente? ¿Qué piensan de ti tus amigos y tu familia? Una vez que empieces a sentir esos sentimientos de poder, es el momento de probarlo con una mujer.

1) Primero, ten claro el peor escenario posible. 2)

En segundo lugar, entra en el estado de estrella de rock levantando las manos por encima de la cabeza y asociándote a los sentimientos de la estrella de rock que elijas. Recuerda que el lenguaje corporal es el 90% de la comunicación, debes saber que tú eres el premio, tú estableces el marco y tú ganas el juego.

**Tres son las claves del lenguaje corporal de una estrella del rock:**

Ahora vamos a hablar específicamente de tres cosas, que hacen que tu lenguaje corporal sea más atractivo.

1) Contacto visual positivo -Mantén el contacto visual incluso si ella dice algo que no te gusta o no te parece bien. Por ejemplo, si le preguntas "¿te gusta bailar?" y ella dice "no", entonces haz una pausa, pero mantén el contacto visual, lo que no sólo mantendrá su atención, sino que también generará atracción. Lo más probable es que siga hablando o haciéndote preguntas. Ponte en su lugar, si alguien mira hacia abajo durante la conversación y tú miras hacia otro lado, sería fácil desviarse, pero si alguien te está mirando y tú miras hacia otro lado será mucho más difícil desviarse ya que sabes que alguien se está comprometiendo contigo. Obviamente,

hay momentos en los que hay que apartar la mirada, como cuando se utiliza el humor, pero en la mayoría de los casos, mantendrás un contacto visual positivo. Sostén su mirada con suavidad.

2) Sonríe -- Asegúrate de abrir tu corazón cuando sonrías. Eres tu estrella de rock favorita y quieres dar amor al mundo.

Para comprobarlo, mírate en el espejo cuando sonrías. Deberías ver las patas de gallo en los bordes exteriores de tus ojos y deberías sentirte realmente bien.

3) Tu postura - NO te precipites, ya que esto desencadena el mecanismo de respuesta de lucha o huida, lo que la ahuyentará. Además, NO te acerques como una estatua ni cruces los brazos. En su lugar, saca las manos de los bolsillos, enfréntala con tu cara, pero apunta un pie hacia ella y otro lejos. Esto parece menos amenazante, como si cualquiera de los dos pudiera darse la vuelta cómodamente e irse. Deja de moverte - ¿Compaginas tus dedos, juegas con tu reloj o te mueves nerviosamente cuando hablas con las mujeres? Esto da la impresión de estar nervioso e inseguro y puede dificultar tus posibilidades.

. . .

En primer lugar, sé sincero y admite que lo haces.

Después, identifica el problema y haz algo diferente (como se menciona en el lenguaje corporal). De nuevo, eres una estrella de rock, ponte de pie, con los hombros hacia atrás, las piernas y los hombros abiertos hacia ella.

Acércate lo suficiente para que ella pueda oírte y hazla pensar:
"Este es un hombre que tiene presencia y merece respeto, ¿quién es?"

## Paso 2 - Líneas de apertura

Bien, espero que en este punto estés en estado y sea el momento de abrir, no con esperanzas y sueños, sino con estrategia y preparación. Es el momento de conseguir que ella invierta en ti con algunas preguntas de calificación. Recuerda que no se trata tanto de lo que dices, sino de cómo lo dices: lo que importa es el sentimiento que pones en ello. Tienes que transmitirle confianza desde dentro y hacer que hable lo antes posible. Gran consejo: el primer minuto es la parte más importante de la interacción.

Asegúrate de prepararte con antelación. Pregunta: ¿Recuerdas la última vez que la dejaste escapar? Tal vez estaba en el mercado, montando en bicicleta, caminando hacia el trabajo, en el café o en alguna otra situación inesperada.

Independientemente de cómo se escapó, apostaría que fue en los primeros 60 segundos.

Esto ocurre con demasiada frecuencia porque las mujeres aparecen cuando menos te lo esperas, y por eso también hay que practicar y prepararse antes de meter la pata.

Uno de los líderes mundiales más respetados, Daisaku Ikeda, que ha recibido más de 300 doctorados honoríficos de prestigiosas universidades y ha ayudado a millones de personas en todo el mundo, dijo una vez algo que cambió mi vida y que utilizo para casi todo lo que hago. Escuche con atención, ya que esto podría mejorar su juego en 5 niveles. "La preparación minuciosa -la que permite estar listo para responder a cualquier contingencia- proviene de un fuerte sentido de la responsabilidad. Los que piensan que las cosas se resolverán por sí solas ya han sido derrotados".

**Actúa**

Las siguientes son algunas frases de apertura de eficacia probada que funcionan en cualquier situación. Mientras las lees, toma nota de cómo podrías haberlas utilizado en el pasado para evitar errores anteriores. A continuación, abre tu smartphone y anota tus favoritas para poder acceder a ellas fácilmente en el futuro. Por último, lee tus favoritos en voz alta para ti mismo al menos 5 veces.

Esto iniciará el proceso de auto-recordatorio para que no se te olvide la próxima vez que ella aparezca. Si se te olvida, siempre tendrás un acceso rápido a ellos en tu teléfono.

**Los tres niveles de conversación**

En general, existen tres niveles de comunicación con palabras (sin incluir el lenguaje corporal), que permiten ganar cada vez más confianza.

**Nivel 1 Preguntas (Lugar / Ocasión)**

Lo primero que le digas a una mujer dependerá de dónde estés y de lo que esté haciendo. Estas son sus preguntas de apertura de nivel 1. En la mayoría de los casos, la mejor frase de apertura será simplemente presentarse y hacer una pregunta sobre el lugar o la ocasión. Por ejemplo: Hola, ¿qué tal? ¿Qué te ha traído hoy aquí?

Cuando las frases para ligar no funcionan, suele ser porque no son genuinas, no son divertidas o simplemente son cursis. La mayoría de las chicas ven a través de la comunicación falsa.

Dicho esto, hay ciertas situaciones en las que un "Hola, ¿qué tal?" no será tan efectivo en momentos incómodos, como cuando ella está en el mercado o de camino a coger un taxi. También puedes probar con el humor, que cuando se transmite con sinceridad, puede ser muy eficaz. Para que los momentos incómodos sean fáciles y suaves, he enumerado a continuación algunas de las frases más probadas. Al repasar estos métodos de aproximación, verás algunos iniciadores de conversación indirectos y algunos abridores directos del tipo "Oye, estoy interesado". Como regla general, si ella está sola y te mira o tienes buenas vibraciones, opta por la apertura directa. Y si estás realmente inseguro, opta por los abridores indirectos (más sobre esto en un minuto).

## Acercamiento en solitario (apertura directa)

A veces, las mujeres aprecian mucho el ser directo; es honesto y va directo a la verdad: estoy interesado. Si utilizas uno de estos enfoques, tendrás que tener mucha confianza y ser inquebrantable en tu discurso. Sí, podrías ser rechazado rápidamente, pero tampoco querrás perder un tiempo valioso con alguien que no va a funcionar hagas lo que hagas o digas. Veamos algunos ejemplos: "Te vi cuando entré por primera vez y pensé que si no te saludaba por lo menos me estaría dando patadas durante una semana. Soy (rellena tu nombre), ¿cómo te llamas?

Esto último me funcionó cuando un día estaba patinando por el paseo marítimo cerca de la playa. Iba a gran velocidad y vi a una chica preciosa que estaba sola mirando a su alrededor, así que me di la vuelta, patiné hasta ella y le dije: "Te he visto mientras pasaba volando y he pensado... si no me doy la vuelta y al menos te saludo, me estaré pateando todo el día. Soy Chad, ¿cómo te llamas? Ella dijo: "Soy Danielle", con una enorme sonrisa de bienvenida.

Después de unos 5 minutos de conversación, cerré y acabé conociéndola a ella y a sus amigos esa misma semana. Esto funciona muy bien cuando uno va sobre la marcha. En otro encuentro, acababa de llegar a Brasil para escribir un nuevo libro y estaba caminando por la playa. Salió del agua una hermosa chica local con un bikini de tiras. Era casi surrealista, era impresionante, como la película "10" con Bo Derrick. Afortunadamente, como practico estas cosas, estaba preparado y me acerqué a ella y le pregunté: "¿Habla español?" Afortunadamente, ella hablaba mi idioma así que le pregunté: "Me he dado cuenta de que viene mucha gente a este establecimiento, ¿sabe si es un campamento de surf?". Una vez que me contestó, simplemente seguí hablando del lugar haciendo más preguntas, lo que me llevó a hacerle preguntas sobre ella como: "¿Haces surf?" Cuando dijo que no, se abrió la puerta a: "¿Qué te gusta hacer?"

Finalmente, cerré pidiendo sus datos de WhatsApp y terminó siendo mi novia durante dos meses mientras vivía en Brasil.

## Abridores de opinión

El enfoque de abrir la opinión funciona como un encanto y consiste en elegir un tema de interés y acercarse solo o con un compañero y pedir su opinión. Esto es menos intrusivo y la involucra a un nivel no amenazante; especialmente si se trata de un tema en el que ella puede hincar el diente como la música, el sexo, las dietas, el cabello, los spas u otras cosas de chicas. Para obtener su opinión, simplemente crea un tema sobre el que sientas curiosidad o, si tienes un compañero, algo en lo que no estéis de acuerdo. Para obtener la respuesta sólo tienes que hacer la pregunta a un grupo de chicas o a una persona que esté cerca. Aquí tienes un par de ejemplos:

**La propuesta**

"Pareces alguien que podría ayudarnos con una pequeña disputa. Mi amigo lleva seis meses saliendo con esta chica y quiere proponerle matrimonio. ¿Qué tan pronto es demasiado pronto para comprometerse?"

**La ex-novia**

"Hola señoras, ¿pueden darme su opinión sobre algo? Mi amigo se acaba de mudar con su novia y cuando su ex-novia le llama, porque siguen siendo amigos, su actual pareja se molesta bastante. ¿Qué les parece eso... justificado o no?".

. . .

## El lector de palmas

"Oye, mi amigo dice que sabe leer las palmas de las manos, pero creo que dice patrañas. Ya que lo sabe todo sobre mí, ¿qué tal si prestas tu mano para una lectura rápida?". Puedes escalar mucho más rápido usando una excusa como la lectura de la palma de la mano u otro tipo de contacto físico respetable. Naturalmente, necesitarás saber cómo hacer un poco de lectura de la palma de la mano si vas a usar esta, lo cual puedes averiguar simplemente buscando en internet.

También es importante tener en cuenta que al tocar su mano has escalado más rápido hacia un posible beso y a la intimidad. Si ella es escéptica, puedes usar una refutación de objeción para cualquiera de estas opciones.

## La refutación

"Yo también era escéptico, pero mi tío me señaló unas líneas en la mano y acertó de pleno en su análisis, así que me enseñó algunas cosas sobre la lectura de las palmas.

Oye, no tienes nada que perder, ¿puedo ver tu mano?".

**Paso 3 - Pregunta/calificación**

Este tercer paso de los "4 cruciales para cerrar" consiste en hacer buenas preguntas que le ayuden a ganar confianza y compenetración. Esto incluye tanto las preguntas de nivel 2 como las de nivel 3.

**Preguntas de nivel 2 - Carrera/Pasión**

Una vez que haya terminado la presentación, es el momento de entrar en la conversación. En los 5-15 minutos iniciales de la conversación, utilizarás principalmente preguntas de nivel 2 que suelen estar relacionadas con su carrera y sus pasiones.

. . .

Ten en cuenta que algunas personas no son muy apasionadas con sus carreras, así que es mejor empezar con las pasiones. Además, trata de no agobiarla con un flujo interminable de preguntas. Esto provoca estrés, como un interrogatorio policial, cuando en realidad lo más probable es que sólo quiere divertirse. En caso de duda, acuérdate de ampliar cada pregunta y conectarla con otra cosa de interés. A esto se le llama catalizador de la conversación.

**Catalizadores de la conversación**

Durante la conversación, debes pensar: "A qué pregunta o tema nos lleva su última respuesta". Una cosa lleva a la otra, así que veamos algunos catalizadores que provocan una conversación más interesante y que genera confianza.

**Anímala a hablar de sí misma**

Sé un buen oyente y deja que sea ella la que hable. Recuerda que el nombre de una persona es para ella el sonido más dulce e importante de cualquier idioma.

Ejemplo: "Entonces Emma, ¿qué es lo que más te gusta hacer?" "Dime Emma, ¿qué es lo que más te apasiona?"

Por ejemplo, si le preguntas qué le apasiona y dice que ayudar a rescatar perros, entonces pregúntale: "¿Qué es lo mejor de rescatar perros?" O "¿Qué es lo que más te alegra de rescatar perros?".

## Desafíala

Una vez que tengas una señal de que ella está interesada, puedes desarrollar más interés desafiándola en una de sus opiniones o intereses. Esto funciona especialmente bien con las mujeres que siempre se salen con la suya. Si ella es atractiva, lo más probable es que la mayoría de los chicos estén de acuerdo con todo lo que ella dice, lo cual es una gran oportunidad para que usted sea diferente y la desafíe.

· · ·

Por otro lado, si es tímida y reservada, debes tener cuidado, ya que podrías asustarla. Por ejemplo, si ella dice: "Me apasiona salvar los pinos y las ranas flecha venenosas", podrías decir: "Desde la llegada del ordenador y el almacenamiento electrónico, los pinos ya no son tan demandados como antes.

¿Qué tal si apoyas algo que ayude a la gente a aprender por qué tienen tanta tendencia a la violencia y la destrucción como para cortar árboles en primer lugar?" Dado que la mayoría de los chicos simplemente seguirían sus intereses, aunque no tuvieran ningún interés en lo que ella está hablando, lo más probable es que ella rechace a todos estos chicos y esté más interesada en alguien que realmente la desafíe. Si no le gusta que la desafíen, lo más probable es que sea extremadamente insegura y probablemente no sea alguien con quien quieras pasar mucho tiempo.

Obviamente, esto no juega a tu favor, así que estate atento para no agradar a la gente. Más adelante, después de que la hayas desafiado en alguna de sus opiniones o intereses, si la halagas, ese cumplido tendrá mucho más peso. Así que recuerda ser abierto y honesto y nunca un lameculos, ya que eso te hace parecer débil. En cambio, recuerda que tú eres el seleccionador, NO el seleccionado. Toma la posición de poder y hazla pasar por el aro. Como esto es tan importante, voy a repetirlo:

Toma la posición de poder y hazla pasar por el aro. Aquí tienes algunas formas de lanzar un reto de forma activa:

Creo que todas las mujeres son hermosas, así que ¿qué talentos posees que te hacen más atractivo para los demás? Si pudieras despertarte mañana en cualquier lugar del planeta, ¿dónde sería? ¿Qué es lo único a lo que no puedes decir que no? Esto la conducirá hacia el deseo y el deseo de más. Con suerte, ¡un deseo por ti! ¿Qué talentos tienes que me sorprenderían?

Pregunta: ¿Qué talento sorprendente tienes? No siga adelante hasta que pueda responder a esta pregunta.

¿Has estado enamorado alguna vez? Esto le ayudará a imaginarse enamorada de ti. Esencialmente, quieres hacer estas preguntas hasta que llegues al punto en que ella diga: "Siento que te conozco desde siempre". Esto sólo ocurrirá si te muestras muy seguro de ti mismo, relajado, abierto y cálido, lo que hará que ella se sienta cómoda a tu alrededor.

**Paso 4 - El cierre**

Así que aquí estamos, en el paso número cuatro de "Los 4 cruciales". Este es el momento crucial en el que la mayoría de los chicos lo estropean y pierden la pelota, así que presta mucha atención a este punto.

**Termina primero**

Lo primero que debes recordar sobre el cierre es asegurarte de terminar antes que ella. Esto tiene dos implicaciones psicológicas importantes para las mujeres. Primero, dice: "No estoy necesitado, estoy muy ocupado y si me quieres, tendrás que trabajar duro". En segundo lugar, dice: "Estoy en el asiento del conductor, tengo el control", lo que atrae a las mujeres (recuerden el macho alfa). Las mujeres aman la persecución, quieren lo que no pueden tener y pasan mucho tiempo preguntándose si realmente las amas. Para mantenerla en vilo y acabar con ella primero. Dependiendo de las circunstancias, algunos cierres serán diferentes a otros. Por ejemplo, puedes estar cerrando por un número, un beso o una noche, que todos requieren diferentes cierres, así que vamos a seguir adelante y conocer las posibilidades.

**Teléfono Vs. Correo electrónico**

La mayoría de los chicos piensan que si tienes su número de teléfono eres oro, pero la realidad es que las chicas responderán a una nueva conexión a través de un texto o correo electrónico con más frecuencia que a través de un mensaje telefónico. Así que tu primera opción debería ser siempre un número de teléfono.

Si por alguna razón ella no quiere dar su número de teléfono o no sabes si estás súper interesado, pero quieres comprobarlo más a fondo, entonces pídele un perfil en las redes sociales o una dirección de correo electrónico.

Ten en cuenta que las chicas dan su teléfono a muchos chicos porque saben que es seguro, siempre pueden bloquear tu número. Pero aún más desconcertante es el hecho de que algunas mujeres ya han decidido que no te devolverán la llamada antes de que tú lo hagas. Afortunadamente, si tienes el mensaje de texto o el asunto del correo electrónico adecuado, puedes conseguir que lo reciba casi cualquiera.

Otro gran error que cometen los chicos antes de pedir dígitos es no generar suficiente confianza. Para evitar esto, tendrás que utilizar constructores de rapport específicos con preguntas de nivel 2 y 3. Por ejemplo, digamos que has hablado durante unos cinco minutos y que has conseguido que se interese o que se ría, y dices: "Ha sido un placer conocerte, tengo que ir a entretener a mis amigos, intercambiemos información". Si dice que NO, entonces pregúntale: "¿Tienes una dirección de correo electrónico o un perfil en las redes sociales?". Entonces, cuando diga que sí, puedes tratar este sí como un "sí te lo daré" y simplemente seguir con: "¿Qué es?"

**Guíala (acercamiento indirecto)**

. . .

Una forma muy sencilla y segura de conseguir su información es pensar en un gran restaurante, club, bar, juego o parque con un ambiente divertido y hablar de ello con ella. Aquí hay algunos ejemplos:

**El bar de sushi/restaurante divertido**

El sushi y otros restaurantes divertidos son siempre una gran opción por su ambiente animado.

H: ¿Has oído hablar del bar de sushi Kamikaze?

M: No

H: Tiene uno de los mejores y más frescos sushis de la ciudad y ponen música house muy divertida. Voy a ir allí el próximo fin de semana con unos amigos; deberías unirte a nosotros.

M: Sí, suena divertido; tendré que comprobar mi agenda.

H: Genial, intercambiemos información y te enviaré un mensaje con los detalles.

**El Museo**

Elige algo que quieras hacer, ver o probar, como un nuevo restaurante/bar/museo/etc. y pregúntale:

H: ¿Has estado en el Museo del Parque Balboa? Tienen los jardines más increíbles.

M: No, no he ido en 3 años.

H: Yo tampoco, deberíamos ir.

M: Sí, eso suena encantador

H: Genial, intercambiemos información

¿Entiendes la idea? Nunca te limites a pedir el número, sino que hazlo como una progresión natural del proceso de construcción de la relación. La has conocido y has hablado con ella, le has hecho algunas preguntas de nivel 1, 2 y 3, y ahora has planteado una sugerencia que, con suerte, coincide con sus pasiones, momento en el que simplemente le pides que se una a ti. Para evitar que te abandone, fija una fecha provisional para la aventura y prográmala. De este modo, estará pensando en ello toda la semana hasta que le llames y estará menos dispuesta a echarse atrás.

**Cuando es imposible seguir conversando**

Si la conversación es breve y una o ambas partes no tienen tiempo, hay algunas estrategias muy concretas que puedes utilizar. Por ejemplo, digamos que ella está en la cola del mercado o que está en el gimnasio haciendo ejercicio. En primer lugar, utilizarías la ubicación u ocasión para abrir y para cerrar seguirías este ejemplo:

H: Estuvo muy bien hablar, deberíamos continuar esta conversación en algún momento.

M: Me parece bien

H: Genial, pon tu número aquí (Dale tu teléfono preparado para los números).

**Estrategias diurnas**

A diferencia de los encuentros nocturnos en los que las mujeres son constantemente coqueteadas, un encuentro diurno te dará una mejor oportunidad de conectar genuinamente con una chica sobria que no tiene la guardia alta. Además, las oportunidades diurnas te permiten conocer a mujeres que ni siquiera visitan un bar o club y podrían ser mucho mejores para las relaciones a largo plazo.

. . .

El primer desafío obvio durante el día es que las mujeres están ocupadas y normalmente no están esperando o buscando conocer a alguien. Aquí es donde necesitarás usar una excusa para hablar mientras usas abridores naturales y espontáneos. Por ejemplo, si ves a una chica caminando hacia ti, puedes hacer contacto visual y poner una señal de stop imaginaria con tu mano cuando ella esté a unos 10-15 pies de distancia para darle tiempo a que se detenga.

Si está intrigada, tienes unos 3 segundos para entablar conversación y ver si le interesa lo que tienes que decir.

No digas "perdón", ya que suena como un vagabundo pidiendo algo. En su lugar, di: "Oye, (pausa mientras ella se detiene) necesito hacerte una pregunta". Esta pregunta puede estar relacionada con la tienda, el gimnasio, su pelo o cualquier cosa genuina que pueda interesarle. Dado que la mayoría de las personas se preocupan principalmente por sí mismas, una de las mejores preguntas es una pregunta sobre ella o sobre lo que podría beneficiarla, como un cumplido o una sugerencia. Esta interacción debe durar entre 5 y 15 minutos, y consta de las tres partes siguientes:

1) Abrir - Son tus primeras palabras en las que la paras con algo sencillo.

2) Conexión - Aquí es donde te presentas y hablas de algo que os interesa a los dos, pero esto puede ser una continuación de la apertura.

3) Cerrar - Este es un cierre rápido para el intercambio de información con una excusa para irse. A continuación se presentan algunos ejemplos. Asegúrate de escribirlos si te parecen algo que podrías utilizar sobre la marcha.

## Algo que ella lleva puesto

Abrir

H: "Oye (pausa) me encantan tus pantalones de yoga, ¿alguien te ha dicho alguna vez que se parecen a la selva de Costa Rica... has estado allá? "

M: "Oh, gracias, no, nunca he estado".

H: "Es uno de los lugares más bonitos en los que he

estado, definitivamente deberías ir algún día". ¿Dónde practicas el yoga?

M: "Yoga One en el centro"

Conecta con

H: "¿Cómo te llamas?

M: "Anna"

H: "Soy Chad encantado de conocerte, me encanta el yoga uno ¿has probado el Yoga Seis en Point Loma?"

M: No

H: "Bueno, hay una gran clase los miércoles y viernes por un profesor increíble, deberías venir".

M: "Suena increíble"

Cerrar

H: "Genial, tengo que correr porque no intercambiamos información y te mando un mensaje con los detalles".

**Conseguir direcciones**

Puedes hacerlo solo o con un amigo. Empieza con una excusa para hablar, como, por ejemplo, pedir indicaciones para llegar a algún lugar de la zona.

. . .

Abre

H: Oigan, ¿saben dónde está la Dama Rosa?

M: Sí, está al final de la calle / No, lo siento

H: Parece que vais a un sitio divertido, ¿os importa que os pregunte a dónde vais?

M: Nos dirigimos al bar de karaoke de la calle 5.

H: Oh, eso suena mucho más divertido que el Pink Lady, ¿te importa si te seguimos?

M: Claro, no hay problema.

Conecta con

H: Genial, ¿cómo te llamas? (Intercambio de nombres y conexión de intereses comunes)

H: Así que sois cantantes profesionales... ¿vamos a ser testigos del próximo American Idol? Etc. Cerrar

En este punto, estás en el bar de karaoke y has establecido una mayor compenetración posiblemente cantando o bailando o con otras bromas con estas chicas. Hay varios escenarios que pueden resultar en este punto. Podrías elegir a una de las chicas y empezar a escalar o podrías simplemente conseguir un número y acercarte.

H: Oye, gracias por las risas, tenemos que reunirnos con un grupo de amigos, pero deberíamos volver a hacer esto.

M: Sí, claro.

H: Genial, intercambiemos información. Adelante,

pon tu número aquí (Dale tu teléfono con su nombre ya programado).

## El turista de día

Si ves a alguien en el día, sería difícil pero no imposible escalar a una cita inmediata. Así que tendrás que tantearla. Si está claro que tiene un horario y tiene que estar en algún sitio, prueba algo así:

Abre

H: ¿Sabes dónde está el estadio de Pet Co?

M: Sí, está subiendo la calle una cuadra al norte y dos cuadras al sur.

H: Das muy buenas instrucciones; debería contratarte como guía turístico.

M: Gracias

Conectar

H: Una pregunta rápida más... ¿Cómo te llamas?

M: Jennifer

H: Soy Chad, pareces muy moderno, ¿qué restaurantes sugieres para comer sushi?

M: Prueba Riki Sushi

Cerrar

H: Me parece perfecto, he quedado con un amigo y

probablemente iremos más tarde, luego iremos a una fiesta. ¿Te gustaría unirte a nosotros en cualquiera de los dos casos?

M: Claro/Quizás

H: Vale, genial, intercambiemos información y te enviaré los detalles.

M: Tengo planes, pero gracias

H: No te preocupes, pareces bastante guay, quizás podamos conectar en otro momento. ¿Estás en Facebook o Instagram? (Obtén información)

Este cierre supone un "no", por lo que es un enfoque más suave. Si, por el contrario, dice que sí, le pedirás su número de teléfono para enviarle un mensaje de texto más tarde.

## Preguntas de nivel 3 - Pasado, experiencias infantiles agradables y creencias espirituales

Ok, ahora que has establecido algo de confianza con las preguntas de nivel 1 y 2 es hora de emocionarse porque estoy a punto de compartir algunas técnicas de lenguaje de nivel 3, de alto secreto, que rápidamente construyen vínculos profundos. Estas son las cosas que la hacen sentir como si te conociera de toda la vida.

. . .

Sólo asegúrate de no utilizarlas antes de tiempo, ya que suelen ser efectivas sólo después de haber superado las presentaciones y haber ganado un poco de confianza. Esencialmente, las experiencias infantiles pasadas que son agradables representan algunas de las experiencias más poderosas que tenemos y las creencias espirituales son las creencias más profundas que tenemos.

Cuando empieces a hacer preguntas sobre antiguas experiencias o creencias espirituales, cuanto más te remontes en el tiempo, más profundo será tu vínculo. Ten en cuenta que si ella tiene creencias espirituales que tú no tienes, procede con precaución, ya que esto podría ser un factor de ruptura. Veamos un par de ejemplos.

**Viejas experiencias de la infancia**

H: Tengo mucha curiosidad por algo, ¿dónde creciste y a qué juegos jugabas cuando eras niño?

M: Tenía una bicicleta estupenda con la que

montaba todo el tiempo. H: ¿Era una bicicleta para niñas o una BMX? Conexión espiritual

H: ¿Qué haces los domingos?

M: Voy a una sinagoga judía/cristiana/musulmana/budista

H: De ninguna manera, yo también soy judío/cristiano/musulmán/budista, ¿qué te hace volver?

Sigue hablando del tema y deja que ella rememore sus recuerdos, mientras tú estableces paralelismos con tu vida. En general, las preguntas de tercer nivel consisten en buscar las pepitas de oro que más le importan a ella.

En otras palabras, ¿qué es lo que realmente la enciende y la hace hablar sin parar? Tu búsqueda es la de un minero, que busca las gemas y los metales preciosos que más le apasionan. De hecho, una de las preguntas más sencillas que puedes hacer es: "¿qué es lo que realmente enciende tu fuego?" Puedes utilizar estas preguntas de nivel 3 como parte de tu secuencia de cierre, pero, de nuevo, asegúrate de haber ganado algo de confianza con las preguntas de nivel 1 y 2 antes de ponerte con el material pesado.

## 8

## Seguimiento y obtención de la cita

LLEGADOS A ESTE PUNTO, ya has utilizado "Los 4 cruciales" y puede que incluso hayas llegado a las manos, dependiendo de la situación. Ahora es el momento de hacer un seguimiento y tener una cita.

**Por teléfono**

Recuerda que las mujeres (especialmente las bellas) reciben mucha atención y si actúas como un perro necesitado llamándola enseguida o con demasiada frecuencia, lo más probable es que te rechacen. En lugar de caer en esta trampa, espera antes de llamar.

. . .

Esto es totalmente subjetivo, así que tendrás que valorar cada situación por separado. Por ejemplo, si le dices que vas a quedar con tus amigos esa noche o que vas a ir a una fiesta esa noche, obviamente tendrás que comunicarte con ella ese mismo día para conocer los detalles. Si este es el caso, querrás resistir la tentación de estar demasiado excitado y parecer necesitado, así que en lugar de esperar días, quizás simplemente esperes una o dos horas.

Si, por el contrario, la conociste en el mercado y sólo querías seguir con una cita, querrás esperar lo suficiente para crear cierta tensión, pero no tanto como para que ella se olvide de ti o piense que realmente no te importa. Lo normal es que pasen entre 1 y 3 días, momento en el que puedes enviarle un mensaje de texto con el objetivo de crear más confianza con una llamada telefónica o ir directamente a la cita. De nuevo, esto será completamente subjetivo a las circunstancias.

Así que si crees que no hay manera de que ella vaya a tener una cita sin construir más confianza o si no sientes que tienes una buena lectura de ella, entonces apunta a una conversación telefónica. Por ejemplo: "Hola Jen, ha sido un placer conocerte, vamos a llamar por teléfono.

Hazme saber si estás disponible el miércoles o el jueves por la noche". Si por el contrario tienes una buena lectura y crees que responderá bien a una cita, entonces envía un mensaje de texto. Por ejemplo, "Hola Jen, me han gustado mucho tus buenas vibraciones y me encantaría tomar un café o una copa. Hazme saber si estás disponible el jueves por la noche o el domingo durante el día". Ten en cuenta que estos días que he sugerido son muy estratégicos. Son días de baja presión y no la comprometen con las noches de alto valor como el sábado.

**Entra en el estado antes de llamar**

Si aún no has construido mucha confianza hay muchas posibilidades de que estés nervioso cuando la llames. NO la llames hasta que te deshagas de los nervios. Esto es lo que debes hacer: Imagina que es una buena amiga - Cierra los ojos e imagina que es una buena amiga con la que hace tiempo que no hablas pero a la que conoces desde la infancia. Mueve tu cuerpo - A continuación, sacude los nervios haciendo unos 10 saltos y 10 flexiones.

Esto dispersará inmediatamente cualquier energía negativa o ansiosa y te pondrá en un estado con una vibración mucho más alta, que ella sentirá como segura y atractiva. Recuerda que tienes que hacerla pasar por el aro.

A menos que sientas que tienes una gran conexión, no dejes que se prolongue más de 15 a 30 minutos. Así tendrás tiempo suficiente para determinar si quieres llevarla a una cita. Si recibes alguna alarma roja como que está loca, es egoísta o sólo quiere una comida gratis, termina diciendo:

"Oye, tengo un montón de trabajo que hacer, ¿podemos hablar en otro momento?" No te preocupes por devolverle la llamada; ya te has librado, amigo.

Además, lo más probable es que tenga otros tíos llamándola. Por otro lado, si te sientes como un "tal vez" o mejor, ve a por la cita. He aquí un ejemplo de secuencia de cierre para concertar una cita: "Oye, me encantaría charlar más pero tengo que irme, ¿por qué no continuamos esta conversación en persona tomando un café o un té?" (Suena ocupado, no necesitado) "Conozco un sitio estupendo en la calle Turner". (Al lado de alguna tienda ecléctica o de una montaña rusa para entusiasmarla) + "¿Qué tal el jueves por la noche?" (Sé específico y no le des muchas opciones, hazla pasar por el aro).

### ¿Y si no contesta al teléfono?

1) Asegúrate de dejarle un mensaje de voz y que no bloquee su número.

2) Habla con ella como si la conocieras desde hace tiempo diciendo algo como: "¡Qué onda!, aquí Dave".

3) Utiliza algunas referencias a la conversación que compartisteis por primera vez. Por ejemplo, si tenías un apodo para ella, llámala por ese nombre. Si no te devuelve la llamada después de un mensaje, es posible que esté ocupada.

. . .

4) Termina con un motivo para que te devuelva la llamada. Por ejemplo, tienes una historia divertida, necesitas su experiencia femenina, etc.

## 9

### Citas y creación de confianza

Si ha integrado la sugerencia hasta ahora y ha tomado la acción solicitada, debería empezar a notar algunos resultados diferentes en la forma en que las mujeres le responden. Tal vez incluso hayas conocido a alguien que te entusiasme. Sólo ten en cuenta que hay varias variables involucradas que podrían cegarte y enviarte de vuelta al sofá solo, así que las abordaremos con algunas estrategias más para construir confianza y ganar corazones.

**Los mejores lugares para una cita**

. . .

Cuando se trata de los mejores lugares para una cita, tendremos que revisar las "Circunstancias" en Sex Appeal, ya que esto ayudará a que ella se entusiasme realmente contigo.

Si recuerdas, las circunstancias crean sentimientos, que luego se asocian a ti. Por ejemplo, si la llevas a una montaña rusa y se excita tanto que se moja las bragas, puede que al final de la noche se te eche encima. No cuentes con ello, pero ya ha ocurrido antes. Y aunque sólo hay algunas de estas circunstancias que puedes utilizar para la primera cita, como una excursión, una cafetería chula o alguna actividad emocionante como una montaña rusa, para el resto de estos lugares de circunstancias, querrás utilizarlos como una cita de seguimiento.

Para la primera cita, aún puedes conseguir buenas circunstancias con un café bien elegido y con carácter. Sólo asegúrate de que no tenga la música alta que dificulte que os escuchéis el uno al otro. Para obtener algunas buenas ideas, utiliza sitios de reseñas y asegúrate de que el lugar va a aportar algo a la experiencia en lugar de quitarla o hacer que parezcas aburrido.

. . .

## Lenguaje corporal

Cuando te conozcas en persona, utilizarás tu sonrisa, postura, voz y acciones dominantes, tal y como se explica en Sex Appeal "Atracción dinámica".

Este es el momento del juego, así que tendrás que intensificar tu juego revisando esa sección y trabajando en tu lenguaje corporal antes de ir a una cita. Lo más importante es que la saludes con un abrazo, no con un apretón de manos. Esto comunica: "Soy cálido, adorable y amistoso", y la animará a bajar la guardia. Asegúrate de estar erguido y, cuando te sientes, hazlo sin encorvarte. Relájate y abre las piernas y la postura como si fueras la estrella de rock más segura del planeta. En cuanto a las acciones dominantes, te recomiendo que quedes con ella en el lugar de la cita, pero no llegues pronto, sino que seas puntual o llegues uno o dos minutos tarde.

Además, sé un caballero, pero no seas necesitado. En otras palabras, abre las puertas para ella, dale el mejor asiento y pide por ella, pero nunca te quejes o te disculpes por cosas innecesarias. Mantén la concentración - Puede ser tentador mirar a otras chicas, especialmente si pasa una atractiva. No lo hagas, eso dice: "Soy un jugador y no me importas mucho". En su lugar, resiste esta tentación y mantente concentrado en tu cita. Mirar a otras chicas también le dice que probablemente no eres muy leal, así que por qué querría tener una relación a largo plazo contigo. Si no te gusta ella, hablaremos de cómo salir pronto muy pronto. Cuida tus modales - A las chicas les disgustan mucho los hombres que son unos guarros.

Asegúrate de comer con la boca cerrada y no hables con la comida en la boca.

**Preguntas de conversación**

Si recuerdas las preguntas del nivel 1,2,3, una de las cosas más importantes es hacer que ella hable de sí misma.

. . .

Como la mayoría de los hombres no lo consiguen, he enumerado algunas preguntas de nivel 2 con algunas preguntas de nivel 3 al final para ayudarte a prepararte con antelación.

**Actúa**

A medida que leas estas preguntas, fíjate en cuáles te atraen más y anótalas en tu teléfono inteligente para acceder rápidamente a ellas y practicarlas con regularidad. haz también algunas preguntas importantes, de lo contrario puedes estar perdiendo el tiempo. ¿Qué es lo que más te apasiona? ¿Cómo te describirías a ti mismo?

¿Qué hace para relajarse o desestresarse (averigüe su nivel de salud) Si tuviera 10 millones de dólares en el banco y no tuviera que preocuparse nunca por el dinero, ¿a qué dedicaría sus días? ¿Cómo es un buen día entre semana para usted? ¿Qué tal un fin de semana? ¿Cuáles son tus mayores objetivos en la vida ahora mismo? ¿Y los objetivos futuros? ¿Qué comes a diario? ¿Tienes un apodo? Cuéntame la historia de fondo ¿Tienes alguna manía? Nivel 3 - Bond ¿Cómo era tu familia cuando crecías?

¿Qué era lo que más te gustaba hacer de pequeño? ¿Tienes alguna práctica religiosa o espiritual?

**Intensificar la conversación**

Si recuerdas que antes hablamos de cómo construir la conversación excavando en busca de pepitas de oro. Ahora es el momento del juego, así que tendrás que mantenerla hablando haciéndole preguntas sobre las cosas de las que ya está hablando. Por ejemplo, si le preguntas qué le gustaba hacer de pequeña y te dice: "Me encantaba mirar las estrellas", puedes continuar con: "¿Cómo era eso para ti?" O "¿Por qué lo hacías?". Haz que se califique a sí misma y que pase por el aro.

**Aumenta la emoción**

. . .

Si es su primera cita y las cosas van bien, no te sientes durante más de 30 o 60 minutos. El problema de estar sentado durante mucho tiempo es que disminuye tu vibración, te hace lento, aburrido y aletargado, por no hablar de lo incómodo que resulta.

En su lugar, después de haber tomado una bebida pregúntale: "Oye, ¿por qué no damos un paseo y vemos las tiendas locales?". Esto creará emoción y tendrás más cosas de las que hablar. Si hay una montaña rusa, una noria o una sala de juegos en la que podáis competir entre vosotros (conducir un coche de carreras, lanzar pelotas de béisbol para ganar un peluche), hazlo.

Considera la posibilidad de llevarla a dar un paseo en barco, a la playa, a alquilar bicicletas, a subir a los columpios del barrio o a cualquier cosa que no sea sentarse y hablar.

Recuerda que esta excitación de las circunstancias se apega a ti y te hace más excitante y atractivo. ¡No te saltes esto!

· · ·

## **Termina primero**

De nuevo hemos hablado de esto antes, pero es súper importante transmitir que no estás necesitado y hacerla pasar por el aro. Para ello, asegúrate de terminar la cita antes que ella, ya que en el momento en que la termines habrá tensión, que se mantendrá hasta que la vuelvas a ver. Esto significa que ella querrá verte aunque no tenga ni idea de por qué.

Si no te gusta, sé educado pero no lo alargues y pierdas el tiempo. Este es un ejemplo de salida rápida: "Oye, tengo otro compromiso que debo atender, ¿por qué no nos ponemos al día en otro momento?". De nuevo, no le debes nada, así que no te sientas mal por no seguir.

Tienes que centrarte en encontrar a la chica adecuada. Es mejor seguir adelante y no perder tu valioso tiempo y dinero.

Si ha ido bien y sabes que quieres tener otra cita, asegúrate de terminar con un adelanto de una cita futura, lo que la entusiasmará aún más. Por ejemplo: "Oye, me ha gustado mucho nuestro tiempo juntos, tienes muy buena energía, volvamos a hacerlo pronto.

Quizá podamos ir a esa excursión al Pico Sherman de la que hablamos". Nuevamente, construye la tensión esperando uno o dos días para continuar. Además, continúe utilizando las circunstancias y otros elementos de atracción de los 10 factores de atracción principales para crear más tensión.

## 10

## Leal y comprometido

Es posible que hayas oído hablar de la Escalada Kino como una técnica sexual secreta utilizada por los artistas del ligue, pero en realidad es sólo una parte de un panorama más amplio e importante: mantener a tu chica comprometida. Si estás leyendo este libro, voy a asumir que estás más interesado en encontrar una novia que en aprender cómo tener sexo con tantas mujeres como sea posible. El hecho es que, si tu objetivo es la búsqueda interminable de parejas sexuales, estás realmente a un par de pasos de un adicto al crack - no importa lo alto que llegues, nunca es lo suficientemente alto.

. . .

Pero lo Kino sólo está arañando la superficie cuando se trata de mantener una novia, ya que esto simplemente te proporcionará las herramientas para escalar en una experiencia sexual y normalmente no aborda la construcción de la confianza y los aspectos de unión de una relación. En otras palabras, no es para fines de manipulación; más bien, es realmente una herramienta para ayudarte a construir más confianza y ganar su corazón. Asegúrate de tener esto en mente mientras exploramos las complejidades de la escalada Kino.

Ahora bien, dependiendo de cuáles sean tus objetivos, hay básicamente 7 etapas para llevarla de ser un extraño a tener sexo, como sigue:

1) Contacto visual positivo

2) Comunicación verbal cara a cara

3) Abrazos con las manos acariciando o masajeando

4) Contacto boca a boca - Intercambio de saliva

. . .

5) Contacto mano a genital (también podría ser contacto boca a pecho)

6) Contacto boca a genital - Sexo oral

7) Sexo - Untar tu "pan" en su "mantequilla".

Sorprendentemente, la mayoría de los hombres pasan toda su vida sin que se les enseñe esto y la mayoría no tiene ni idea de cómo están haciendo las cosas mucho más difíciles de lo que tienen que ser. Afortunadamente, una vez que entiendes los siete pasos de Kino, las citas y la comunicación sexual se vuelven mucho más fáciles.

Una vez que puedes reconocer en qué paso estás y hacia dónde tienes que ir, el cortejo se convierte en un baile en lugar de un festival de frustración.

Obviamente, los pasos 1, 2, 3 y 4 son bastante elementales, pero si ves que te has quedado fuera en alguna parte, vuelve a repasarlos. Lo más probable es que te hayas saltado un paso y que ella no estuviera preparada o se haya asustado porque ibas directamente al salto del cisne entre sus piernas. Si estás buscando una novia a largo plazo, al saltarte un paso puedes encontrarte en una situación embarazosa o, peor aún, con una bofetada en la cara. La palabra clave a recordar aquí es:

**¡Paciencia!**

Una vez más, deberás revisar tus objetivos y determinar si sólo quieres divertirte o si quieres una relación seria.

Por ejemplo, si estás en la adolescencia o en la veintena y sólo quieres divertirte, entonces puede que no necesites esperar, simplemente sigue avanzando como se mencionó anteriormente hasta que ella te dé un alto firme, entonces pon el freno y tómatelo con un poco más de calma.

No hace falta decir esto, pero siempre honra sus deseos, detente cuando ella diga que te detengas y nunca fuerces ningún avance Kino o de otro tipo. Por otro lado, si quieres una relación a largo plazo y sientes que esta chica podría serlo, entonces querrás tomarte un tiempo para conocerla y crear tensión. La razón es sencilla: los hombres persiguen el sexo y las mujeres el amor y el romance.

. . .

Además, la mayoría de los hombres suelen utilizar el amor para conseguir sexo y muchas mujeres utilizan el sexo para conseguir amor. Lamentablemente, muchos hombres piensan que una vez que tienen sexo, ella se involucrará y se quedará para el largo plazo. En realidad, si no tienes la confianza necesaria y no muestras signos de estabilidad, puede que te considere una aventura divertida. Así que aquí tienes un gran consejo, ¿me estás escuchando? Si consigues que ella invierta en ti sin sexo, tendrás más posibilidades de mantenerla a largo plazo.

Cuando el sexo ocurre demasiado pronto, la tensión creada se pierde y tanto el chico como la chica pierden interés. Antes de que te des cuenta, la relación ha terminado.

Por eso es necesario crear tensión y, lo que es más importante, tener claros tus valores, ya que éste es un ejemplo clásico de violación de valores para satisfacer tus necesidades. El valor, en este caso, es una relación duradera, comprometida y estable, pero la necesidad es la intimidad. La mayoría de las veces, nuestras necesidades se anteponen a nuestros valores debido a esas sustancias químicas adictivas del enamoramiento que hemos mencionado antes. Cuando esto ocurre, acabamos en un círculo vicioso de violación de nuestros valores para satisfacer nuestras necesidades, lo que nunca nos lleva a conseguir lo que realmente queremos.

**Sé el hombre y lidera**

Recuerda que, como alfa, eres el líder y cuando se trata de sexo, en su mayor parte, tendrás que liderar. Aunque es agradable tener una mujer agresiva y no hay nada malo en ello, si le dices a una mujer que quieres acostarte con ella, es como si le pidieras permiso.

Desafortunadamente, al hacer esto le entregas tu poder a ella y te hace ver como cualquier otro tipo necesitado. En lugar de eso, hazle sentir que no importa si tienes sexo o no. Y cuando llegue el momento de tener realmente sexo, en lugar de pedirlo simplemente avanza utilizando los 7 pasos de Kino. Si ella se echa atrás, simplemente pon el freno.

**Sigue creando tensión**

Asegúrate de utilizar las estrategias de este libro para seguir aumentando la tensión hasta que ella prácticamente lo pida. Esta es una importante estrategia de inversión, que genera amor, excitación y compromiso.

Si puedes hacer esto, ella te respetará más porque eres un desafío, no eres fácil, y un desafío para la mayoría de las chicas (especialmente las atractivas) vale la pena esperar. Por ejemplo, si haces honor a tus valores y te aguantas las ganas de intimar (tus necesidades o tu necesidad) y sales con ella durante 2 o 3 meses mientras construyes una relación, estarás creando confianza y tensión cada día.

A lo largo de este tiempo, ella revelará señales que pueden levantar una bandera roja.

Si ya está teniendo relaciones sexuales, lo más

probable es que esté hipnotizada por las sustancias químicas del enamoramiento y siga en la relación sólo para conseguir el amor (recuerda que pensamos que moriremos si no conseguimos el amor). Así que asegúrate de tener muy claro cuáles son tus banderas rojas y asegúrate de haber escrito tus valores como se menciona en el capítulo de la claridad.

Naturalmente, la gratificación instantánea sin usar tu sabiduría también conduce a hijos no deseados y a desperdiciar el mayor premio de la vida: tu pareja ideal.

Las mujeres de calidad quieren un hombre que pueda resistir la tentación y ser leal. Cuando aguantas y muestras paciencia, le demuestras que eres mentalmente fuerte y que no la engañarás más adelante.

También demuestra que ella es especial, no una muesca más en la cama, sino un diamante en bruto, alguien especial a quien vale la pena esperar.

. . .

Cuando ella se sienta especial (recuerda que las mujeres quieren amor y romance) entonces te dará las llaves de su reino.

**Tensión y liberación**

Hemos hablado mucho de la tensión y, en lo que respecta al sexo, si eres capaz de aguantar el tirón y, en su lugar, burlarte de ella, besarla, lamerla y jugar con ella, crearás montañas de tensión. Y cuanta más tensión se genere, mayor será la recompensa que recibirás.

Esa recompensa no sólo será en forma de un orgasmo monstruoso, sino también de otros beneficios inesperados como: Ella te apreciará y respetará como un hombre fuerte con una gran fuerza de voluntad. Ella te considerará para una relación a largo plazo. La respetará y apreciará más que a los que tienen una sola noche. Recuerda este concepto y ponlo en práctica, ya que te servirá para el resto de tu vida. Además, es importante que entiendas que no necesitas llegar a lo físico para que ella sienta que la han besado o hecho el amor.

. . .

Aunque esto pueda parecer descabellado, ya demostramos el poder de la imaginación en el estudio que demostró cómo se podía construir músculo sin hacer realmente ejercicio. Lo mismo ocurre con el ejercicio físico. Si consigues que una mujer empiece a imaginarse cosas que la excitan, se pondrá tan cachonda como si ya estuviera teniendo relaciones sexuales con usted.

Pero ten cuidado, si llegas a este punto, podría arrancarte la ropa y chupar el cromo del parachoques de tu coche. Dejando de lado las bromas, asegúrate de estimular su imaginación con insinuaciones sexuales.

## Cómo trasladarla de la cita a tu casa

Después de haber tenido un par de citas, querrás avanzar llevándola a casa. A veces las mujeres pueden ser reticentes a este paso y cuestionarán con comentarios como: "¿A dónde vamos?" o "¿Qué hacemos?". Las siguientes son respuestas con insinuaciones sexuales que utilizan la intriga, la imprevisión y los falsos descalificativos:

- Sólo puedes venir si prometes no saltarme encima.
- Sólo puedes venir si sabes comportarte.
- Sólo puedes venir si prometes no reírte.
- Vamos a parar en mi casa un par de segundos.
- Tengo que mostrarte un video de este gatito suave y peludo.
- No vas a creer la vista desde mi balcón; es impresionante.
- Puedes venir, pero sólo por un rato. Me convierto en una calabaza a las 11

**Prepárate o piérdete**

Tanto si llegas a casa después de cenar como si le preparas la cena en casa, asegúrate de estar preparado y de que tu casa esté limpia, con muchos estimuladores sensoriales para ponerla a tono. Aquí es donde los hombres se separan de los chicos, así que da un paso adelante y sigue esta lista de control:

. . .

Sábanas limpias - No quieres que te conozcan como Cerdito, ¡lávate hermano!

Bebidas en la nevera - Aunque el vino puede ser tentador, recuerda que es un depresivo y está científicamente demostrado que baja la libido. Dicho esto, si ella es tensa y le encanta el vino, podría ser muy útil. Ve a la tienda y compra un té de ginseng o un chocolate caliente con un poco de chocolate negro de verdad. Ambos son conocidos incrementadores de la libido.

Sólo recuerda guiarla y seguir avanzando, sólo tendrás que retirarte si ella pone el freno. Si por alguna razón ella pone el freno, usa el humor. Por ejemplo, "Escucha, iba a leerte la palma de la mano y decirte cómo será todo tu futuro, pero eso puede esperar".

Música sexy lista para ser reproducida - Está comprobado científicamente que la música altera tu estado de ánimo, así que tómate un tiempo para investigar las listas de reproducción "sexuales" en Spotify.

Velas listas para ser encendidas o velas perfumadas - El fuego resuena con la frecuencia del amor. Estarías desperdiciando una gran oportunidad si pasaras de las velas. Si es posible, consigue velas con aroma a jazmín, ylang-ylang, lavanda o azahar, que también se ha demostrado que encienden la pasión sexual. Infusor - Los infusores están de moda estos días y por una buena razón. Mientras que el incienso es humeante y malo para la salud, un infusor puede infundir una potente aromaterapia en el aire. Consulte algunas recomendaciones de aromas sexuales en Internet.

Condones - Consigue algunos condones y ponlos al lado de la cama donde se pueda acceder a ellos sin salir de la cama. Enhorabuena, amigo mío, si has llegado a este punto y has seguido todos los pasos de la acción, sabrás cómo acercarte, qué decir, cómo cerrar, cómo escalar y cómo conseguir que se implique a largo plazo. En este punto, a menos que lo arruines, tienes una nueva novia.

La vida no es mucho mejor que pasar tiempo y compartir experiencias con alguien a quien puedes rodear con el brazo y con quien puedes desnudarte al final de la noche, así que vívelo, amigo mío, ¡te lo mereces!

. . .

**¡Cómo no arruinarlo!**

Con respecto a la afirmación de "arruinarlo", es importante que entiendas que sólo porque estés saliendo con alguien, no significa necesariamente que tendrás problemas de compromiso en el futuro. Tendrás que trabajar realmente en convertirte en el hombre que ella siempre ha querido para que se quede. Por ahora, ten en cuenta que el proceso de conseguir una novia y mantenerla es un viaje de por vida, así que mantente abierto a aprender más de todas las fuentes que puedas. Este consejo por sí solo garantizará tu éxito más que cualquier otro.

11

## Juntándolo todo

Eventualmente, si realmente usas las estrategias de este entrenamiento, encontrarás a alguien y querrás salir a largo plazo o quedarte con ella por el resto de tu vida. Si y cuando llegues a este punto es importante entender que hay básicamente tres fases principales de una relación:

1) Buscar, conocer, encontrar a la persona adecuada

2) Salir, sexo, intimidad, enamorarse

. . .

3) Asociación amorosa, creación de un equipo En este libro, nos centramos principalmente en los pasos uno y dos, pero esto es sólo el comienzo de su viaje.

Si llegas a esta fase y quieres mantener tu relación y hacerla jugosa a largo plazo, tendrás que aprender más sobre las citas, la comunicación, el sexo, la asociación amorosa y la creación de equipos.

Al final del día, si quieres mantener a tu nueva novia a largo plazo se reduce a una cosa, que se puede resumir en dos palabras, ¿puedes adivinar cuál es? Correcto...

**¡Actuar!**

Si hay algún consejo que pueda dar para ayudar a cambiar tus resultados en las citas y conseguir la chica de tus sueños, es crucial que te metamos esto en la cabeza: Actúa. Esto significa memorizar y utilizar las estrategias descritas en esta guía para obtener nuevos resultados.

. . .

## ¿Hay una manera más fácil?

Ya sea que estés muy ocupado con muchas cosas en tu plato o que sólo quieras una manera simple de absorber este material, realmente no hay nada más fácil que presionar el botón de reproducción en tu smartphone o equipo de música.

Recuerda nuestro mantra maestro: La repetición es la madre de todas las habilidades.

# Conclusiones

Lamentablemente, las estadísticas muestran que la mayoría de las relaciones no llegan a buen puerto. Al principio, todas las relaciones se mantienen unidas por el pegamento de lo NUEVO. Es posible que hayas experimentado esto como mucha excitación y sexo, romance y dependencia química. Desgraciadamente, como ya se ha dicho, después de dos o tres años esto empieza a desaparecer.

Y si no has alineado tus valores con los de tu pareja, lo más probable es que busques a otra persona en pocos años.

En contra de la creencia popular, encontrar a la persona adecuada y desarrollar una gran relación no es algo que ocurra de forma natural sin educación. ¿Cómo sé que esto es cierto? Sólo tienes que mirar la tasa de divorcios.

**Datos sobre el divorcio**

Ya mencionamos las tasas de divorcio al principio de este libro, pero merece la pena volver a mencionarlo para no caer en esta dolorosa trampa. Según la Oficina del Censo de EE.UU., las tasas de divorcio de los matrimonios primerizos han ido disminuyendo desde 1996, pero se han estabilizado en un sorprendente 41%. Pero la cosa empeora, ya que la tasa de divorcio es del 60% para los matrimonios de segunda vez y del 73% para los matrimonios de tercera vez. Reflexionemos un momento sobre esto. En el caso de los matrimonios de primera vez, 4 de cada 10 matrimonios terminarán en divorcio. Ahora imagina 10 personas que conoces. En algún momento de sus vidas, 4 de esas 10 se divorciarán. Esto no es sólo un problema; es una crisis, que crea un desbordamiento de lágrimas, desamor, estrés, enfermedad y dolor, quizás más que cualquier otro dolor en la vida.

**No dependas de tu relación para ser feliz**

## Conclusiones

Las relaciones son como montañas rusas, que suben y bajan constantemente. Si confías en ellas como tu principal forma de felicidad, tu vida será una montaña rusa emocional con constantes decepciones. En lugar de eso, céntrate en desarrollarte a ti mismo, en tus pasiones y aficiones y en cómo puedes hacer una mayor contribución a tus amigos, a tu familia, a tu comunidad y al mundo en general.

Al desarrollarte y crecer como ser humano y superar los retos, desarrollarás lo que llamamos felicidad "independiente", que no cambia cuando no tienes dinero o tu mujer no te aprueba. Y... ¡las mujeres adoran a los chicos que se quieren a sí mismos!

www.ingramcontent.com/pod-product-compliance
Lightning Source LLC
LaVergne TN
LVHW021719060526
838200LV00050B/2751